homéo MINCEUR

• Tout savoir sur les régimes • La diététique à appliquer au quotidien •
Des conseils pratiques • Votre guide de santé homéopathique •

Dans la collection « **HOMÉOGUIDE** » :

HOMÉOGUIDE
Drs J.-M. Tétau, M. Levrat,
C.-A. Pigeot, P. Setiey

HOMÉOADO
Dr T. Joly

HOMÉOALLERGIE
Dr R. Sananès

HOMÉOBÉBÉ
Dr T. Joly

HOMÉODERMATO
Dr P. Popowski

HOMÉODIGESTION
Dr R. Sananès

HOMÉOENFANT
Dr T. Joly

HOMÉOFATIGUE
Dr D. Scimeca

HOMÉOFEMME
Drs J.-M. Tétau, C.-A. Pigeot

HOMÉOGROSSESSE
Dr J.-M. Tétau

HOMÉO-ORL
Dr D. Scimeca

HOMÉORHUMATISME
Dr R. Sananès

HOMÉOSEXUALITÉ
Dr P. Benkemoun

HOMÉOSOMMEIL
Dr P. Pilard

HOMÉOSTRESS
Dr G. Pacaud

HOMÉOVACANCES
Dr J.-M. Tétau

Maquette de couverture : Guylaine et Christophe Moi

COLLECTION
homéo
GUIDE

homéo MINCEUR

• Tout savoir sur les régimes • La diététique à appliquer au quotidien • Des conseils pratiques • Votre guide de santé homéopathique •

DOCTEUR MAX TÉTAU

HACHETTE - SIMILIA

AVANT-PROPOS

Dans notre monde moderne, **garder la ligne est tout à fait indispensable.**

Le «trop gros», qui «fait plus vieux que son âge», est — socialement — éliminé sans pitié. Le cadre, jeune, dynamique, qui veut avoir de son côté toutes les clés de la réussite, se doit d'être svelte, mince, alerte.

La femme, lorsqu'elle veut plaire, se croit obligée d'éliminer toute trace de cellulite. La mode est intégralement conçue pour des corps élancés, galbés. Les chairs dodues à la Rubens sont obsolètes. Il faut du sec, du désincarné pour marcher avec ce siècle.

Les médecins s'en sont mêlés. Des statistiques pessimistes nous prouvent que, pour quelques kilos de trop, nous diminuons notre espérance de vie de nombreuses années.

À la surcharge pondérale est lié un certain nombre de maladies caractérisant notre société de surconsommation : un cholestérol élevé, du sucre dans le sang, des hypertriglycérides, trop d'acide urique. Tout cela nous rend malades et favorise la survenue de l'accident vasculaire.

Au fond, il y a une certaine justice.

Les trois quarts du monde n'ont pas assez à manger : ils meurent de faim. L'autre quart est en état de «surconsommation». Il meurt de maladies métaboliques, diabète, artériosclérose, provoquées par le trop-manger.

Si bien que, tous, nous voulons retrouver, conserver la ligne ; et nous avons bien raison.

Pour bien se porter, pour être compétitif, séduisant, à l'aise dans sa peau, il faut rester svelte et faire une chasse sans pitié aux kilos en trop.

Le problème n'est pas insurmontable. Quelques bourrelets, quelques kilos en excès s'éliminent facilement — théoriquement du moins : si quelques bons repas suffisent à nous faire prendre 2 ou 3 kilos, pour les perdre, ces kilos-là, il faut durement ramer !

La première condition évidemment est de faire très attention à ce qu'on mange.

N'oublions jamais : cinq minutes dans la bouche, deux heures dans l'estomac (le temps de la digestion) et toute la vie autour de la taille.

Dieu seul sait combien de régimes révolutionnaires on a pu nous présenter pour maigrir. Des produits miracles nous sont offerts. Des traitements médicaux, souvent fort dangereux, nous sont proposés. La plupart d'entre eux ont fait la preuve de leur inefficacité et, s'ils ont fait maigrir quelque chose, c'est bien le porte-monnaie ou le compte en banque.

Heureusement, l'**homéopathie est là**.

Cette méthode thérapeutique intelligente, jeune et scientifique, nous apporte, par sa conception globale du phénomène santé, la solution élégante, sans danger et durable de nos problèmes de poids.

Je ne parle pas ici des «pseudo-homéopathes» qui associent dans des formules complexes, souvent présentées en gélules, quelques granules homéopathiques à des freinateurs d'appétit et des extraits thyroïdiens à doses massives, hautement dangereux et qui n'ont rien d'homéopathique. Nous les dénonçons vigoureusement. Ils mettent votre santé en péril et ce, pour un certain nombre de kilos perdus trop rapidement, et fugitivement car on les reprend aussi vite ; ils vous menacent de dépressions nerveuses, voire d'accidents cardiaques.

Non, je parle ici de la vraie homéopathie, celle de Samuel Hahnemann, son fondateur. Elle utilise des dilutions très infimes de médicaments selon la loi du Semblable. Elle agit au plus haut niveau de notre système nerveux central. Elle nous fera maigrir sans douleur, en douceur, et nous évitera, en modifiant profondément ce qu'il y avait de perturbé dans notre organisme, de reprendre du poids. En aucun cas elle ne peut être dangereuse.

Certes, il faudra y associer une diététique, sans doute même certaines formes de gymnastiques douces. Le corps est un tout qu'il faut à la fois soigner, nourrir, entretenir le mieux possible en respectant l'individualité et la spécificité de chacun.

Être mince, devenir mince, rester mince, c'est d'abord apprendre à comprendre et aimer son corps.

Il existe des règles homéopathiques qui, en identifiant le type auquel nous appartenons — le terrain —, nous apportent sveltesse et santé.

Homéominceur, c'est avant tout "Homéosanté". La diététique établie et développée par l'homéopathie vous l'assurera.

L'homéopathie, médecine à la fois globale — c'est-à-dire intégrant l'organisme tout entier — et individuelle — tenant donc compte des caractéristiques particulières de chacun —, est bien la seule à pouvoir réaliser cela.

Elle vous fera maigrir en douceur et longtemps. Vous serez donc en forme, en bonne santé, assuré de vivre longtemps au mieux de votre condition.

Ce livre vous apporte tous les moyens d'être svelte et en forme.

Il se veut de vulgarisation, simple sans être simplificateur. Certaines pages vous apparaîtront peut-être d'un abord délicat. Il y a en effet tout un ensemble de notions homéopathiques dont il convient d'assimiler les finesses et les originalités.

Par exemple, vous entendrez parler de la diathèse, qui définit pour nous certains types de réactions personnelles à la maladie. Ou encore de «pathogénèsie», terme qui définit l'expérimentation que nous faisons de nos produits sur l'homme sain pour appliquer la loi du Semblable.

De même, nous avons souvent l'habitude de définir nos malades par le nom du grand remède qui leur convient et de les appeler ainsi. Untel sera pour nous PHOSPHORUS, tel autre LYCOPODIUM. Nous soignons la gentille et douce PULSATILLA. Nous admonestons le pauvre THUYA qui prend si vite du poids. SULFUR sera privé de bonbons et de sucreries, dont il mange beaucoup trop, et nous remontons le moral de la triste SEPIA.

Nous avons ainsi tout un univers homéopathique passionnant à explorer ; **pour chacun il est des aliments qui conviennent et d'autres qui ne conviennent pas. C'est cela la diététique homéopathique.**

CHAPITRE 1

QU'EST-CE QUE L'HOMÉOPATHIE ?

L'HOMÉOPATHIE, MÉDECINE ÉNERGÉTIQUE

L'homéopathie est d'abord et avant tout une fabuleuse médecine de l'énergie, utilisant des médicaments souvent bien au-delà du seuil de la matière, et pourtant très actifs.

Les recherches du Pr Benveniste, de l'I.N.S.E.R.M., dont vous avez sûrement entendu parler, le prouvent amplement.

Jacques Benveniste a en effet démontré qu'un remède homéopathique très haut dilué, par exemple une 20e centésimale, agissait sur des tests de laboratoire ultrasensibles, tels que la dégranulation du basophile, de manière spectaculaire. Ces tests ont été reproduits de manière positive dans d'autres centres universitaires, ce qui confirme leur fiabilité.

Or, avec une 20e centésimale (20 CH), il n'y a plus de molécule de la substance dont on était parti pour préparer les dilutions homéopathiques.

Le mécanisme d'action du remède homéopathique n'est pas en rapport avec sa masse mais avec l'énergie qu'il véhicule, énergie capable de transmettre l'information à ces autres ensembles énergétiques que sont la cellule et l'ensemble du corps humain.

Tout est énergie, du cosmos dans lequel nous baignons, jusqu'aux molécules infiniment petites, constituants de notre corps, elles-mêmes divisibles en atomes, électrons, protons, positons. L'infiniment petit de l'atome ne le cède en rien à l'infiniment grand de l'univers. Cela, la science moderne commence à peine à l'appréhender.

L'homéopathie, très en avance sur son temps, par l'emploi de ses remèdes où l'énergie est souveraine, régularise les courants énergétiques perturbés et assure ainsi la guérison de nos troubles.

L'homéopathie est une médecine ultra-performante, 20% des médecins la pratiquent, 30% des Français se soignent avec. Mieux, un vétérinaire sur trois prescrit, pour soigner les animaux, des remèdes homéopathiques.

L'HOMÉOPATHIE, MÉDECINE DU SEMBLABLE

La mise ne œuvre de l'homéopathie énergétique se fait en s'appuyant sur un grand principe pharmacologique : **la loi du Semblable**, largement démontrée par l'expérimentation scientifique.

Toute substance qui, donnée à un homme en bonne santé, provoque certains symptômes pathologiques devient, après dilution et dynamisation, capable de guérir les mêmes symptômes chez un malade.

Cette loi a été découverte et démontrée par un médecin saxon, Samuel Hahnemann, qui a vécu au siècle des Lumières, de 1755, date de sa naissance à Meissen, à 1843, date de sa mort à Paris.

Cette loi est facile à comprendre par des exemples concrets.

• L'ipeca, à dose forte, est doué, vous le savez, de propriétés vomitives. Après dilution homéopathique, ce sera un de nos remèdes importants des nausées et vomissements. Il me sera en particulier bien utile pour traiter les nausées et vomissements de la grossesse. L'homéopathie n'est jamais toxique et peut sans inconvénient être administrée à une femme enceinte sans faire courir le moindre risque à l'enfant qu'elle porte. On ne peut en dire autant des chimiothérapies et hormones actuelles.

• Le café, pris un peu tard dans la journée, empêche la plupart d'entre nous de dormir. Dilué et dynamisé, COFFEA sera un remède de l'insomnie : 3 granules de COFFEA 7 CH au coucher et vous passerez une nuit paisible sans vous droguer.

L'HOMÉOPATHIE, MÉDECINE EXPÉRIMENTALE : LES PATHOGÉNÉSIES

La mise en œuvre de la loi du Semblable implique d'abord une expérimentation sur l'homme en bonne santé.

En homéopathie, nous disposons d'un clavier d'environ 2 000 remèdes, tous très précieux, même si quelques-uns d'entre eux reviennent plus souvent que d'autres dans nos prescriptions.

Parmi ces 2 000 remèdes, il n'y en a que fort peu de connus sur le plan toxicologique.

La toxicologie, d'ailleurs, ne fournit souvent que des symptômes imprécis, lourds, d'un usage peu commode pour la prescription homéopathique courante : vomissements, diarrhées, fièvre sans modalités bien caractéristiques.

Il fallut donc, pour que le principe du Semblable puisse déployer toute sa richesse et être utilisable en pratique courante, **réaliser des expérimentations de ces différentes drogues sur des volontaires en bonne santé.**

C'est ce que l'on appelle établir une **pathogénésie**, terme très caractéristique du vocabulaire homéopathique.

Hahnemann d'ailleurs estimait qu'un médecin ne devrait prescrire que des produits qu'il aurait au préalable expérimentés sur lui-même. Heureuse sagesse, mais grande et dangereuse exigence à notre époque !

Une pathogénésie est faite en administrant à un groupe de sujets censés être en bonne santé la substance à expérimenter, non pas à dose massive — cela nous conduirait pour certaines aux tribunaux — mais à dose relativement légère, subtoxique.

Certaines pathogénésies sont même faites avec des doses infimes, infinitésimales.

C'est surtout le cas de celles réalisées à partir de substances apparemment dénuées de toute activité comme le calcaire d'huître (CALCAREA CARBONICA), le sel marin (NATRUM MURIATICUM), la silice (SILICEA).

L'obtention des symptômes pathogénétiques implique alors une sensibilité particulière des expérimentateurs et, par analogie, des malades qui appelleront ces remèdes.

Cette notion de **types sensibles** est importante à connaître. Elle est à la base de la description des constitutions homéopathiques.

Mais plus couramment, on procède avec des doses légères, petites mais non infinitésimales.

L'HOMÉOPATHIE, MÉDECINE DE L'INFINITÉSIMAL

L'application de la loi du Semblable implique également que nous utilisions des remèdes très dilués et très dynamisés, ceci pour éviter toute toxicité et développer au mieux leurs propriétés curatives.

Les dilutions homéopathiques n'ont rien de mystérieux.

• On part par exemple d'une teinture-mère végétale préparée en faisant macérer dans de l'alcool pur une plante récoltée fraîche.

Dans un 1er flacon de verre, on verse 9,9 ml d'alcool et 0,1 ml de cette T.M.

(teinture-mère). On obtient ainsi une dilution à 1%, qu'on secoue énergiquement pendant 1 minute. Cette série de secousses constitue ce que nous appelons la dynamisation. C'est là une opération fondamentale qui confère à la dilution homéopathique toute son énergie. Nous obtenons ainsi la 1re dilution centésimale homéopathique : 1re CH.

Dans un 2e flacon, on verse à nouveau 9,9 ml d'alcool vierge. On ajoute 0,1 ml de cette 1re CH que nous avons obtenue. On secoue 1 minute. On obtient ainsi la 2e CH.

On continue ainsi jusqu'à 30 CH, chiffre qu'on ne dépasse pas en France de par la volonté du législateur.

Les dilutions obtenues servent à imbiber, nous disons **imprégner,** des granules et des globules, ou à préparer des gouttes. Ce sont là les trois formes pharmaceutiques spécifiques à l'homéopathie.

La plupart de nos remèdes sont prescrits de 4 CH à 9 CH mais, dès qu'il s'agit d'obtenir une action énergétique profonde, nous n'hésitons pas à monter jusqu'aux plus hautes dilutions, 15 CH et 30 CH.

Une autre partie de la prescription homéopathique se fait en très basses dilutions : teintures-mères (T.M.) 1re et 3e décimale (1 et 3 DH), utilisant l'échelle décimale au lieu de la centésimale. Cette homéopathie-là vise à stimuler les organes de notre corps chargés d'éliminer les substances de déchet et les toxines qui nous rendent malades. Nous appelons **drainage** cette opération thérapeutique.

• C'est ainsi que, par l'administration de PILOSELLA TM ou SOLIDAGO TM, 2 plantes diurétiques, nous stimulons le fonctionnement de nos reins. TARAXACUM TM, ROSMARINUS (bourgeon macérat) 1re D drainent notre foie, LAPPA TM notre peau.

Cette homéopathie végétale, que nous avons beaucoup développée, représente un volume très important de prescription et débit pharmaceutique. C'est par milliers de litres que se vendent en France des teintures comme celle de FUCUS, de PILOSELLA ou encore de CALENDULA, le souci des jardins, qui un merveilleux cicatrisant.

L'HOMÉOPATHIE, MÉDECINE DE TERRAIN

L'homéopathie est également la thérapeutique qui prend en charge l'originalité et la spécificité de chacun d'entre nous.

Pour nous, il n'y a pas de maladies, il n'y a que des malades. Il n'y a pas deux rhumes, deux grippes, deux angines exactement semblables. Chacun d'entre nous, lorsqu'il est victime d'un coup de froid, développe sa maladie d'une manière qui lui est bien spécifique.

Tout dépend de notre terrain, **c'est-à-dire des caractéristiques propres de notre organisme et de notre potentiel énergétique.**

C'est ainsi que chacun d'entre nous a un terrain qui lui est particulier. Ce terrain conditionne les maladies qui nous frappent, la façon dont elles se déroulent, certaines originalités de notre tempérament, de notre caractère.

Pour identifier avec précision ce terrain qui nous caractérise, nous utilisons plusieurs paramètres.

❑ Le tempérament

Par exemple, nous utilisons une classification par tempérament, héritée d'Hippocrate, le père de la médecine. Nous distinguons les tempéraments sanguins, les lymphatiques, les bilieux, et les nerveux. Nous déterminons ainsi les remèdes qui leur conviennent.

Un premier indice est tout simplement le contact avec la main.

Main moite et chaude	Sanguin
Main moite et froide	Lymphatique
Main sèche et chaude	Bilieux
Main sèche et froide	Nerveux

❑ La diathèse

Un autre critère de classification est ce que nous appelons, en termes médicaux, la diathèse. Mise au jour par Hahnemann, **elle qualifie la manière «naturelle» — sans doute par codage chromosomique de génération en génération — dont chaque individu va réagir à l'agression.** Ainsi permet-elle de définir de vastes ensembles de personnes présentant des symptômes semblables et des évolutions parallèles dans le temps, même lorsqu'elles sont atteintes de maladies différentes.

Il ne s'agit pas naturellement de catégories tranchées mais de groupements analogiques décrivant le terrain de chacun — c'est-à-dire à la fois sa spécificité propre et son aspect de maillon d'une longue chaîne humaine.

Par analogie également entre l'ensemble des symptômes pathogénétiques de tel remède et le tableau clinique de telle diathèse, on a pu définir des jeux de correspondance que l'on traduit en disant que le remède en question est le spécifique de la diathèse.

Il existe cinq diathèses (les trois premières ont été définies par Hahnemann lui-même).

• La sycose

Elle a THUYA pour spécifique et se définit essentiellement par des atteintes infectieuses originelles.

• La luèse

Elle a MERCURIUS pour spécifique et se définit à la fois par des troubles de la structure osseuse et ligamentaire, des inflammations et des troubles neuro-psychiques.

• La psore

Elle a SULFUR pour spécifique et se définit surtout par les atteintes cutanées et digestives, et par sa tendance à la rechute.

• Le tuberculinisme

Il se définit par l'hypersensibilité de l'appareil respiratoire et du système nerveux.

• Le cancérinisme

Il caractériserait l'ensemble des terrains propices à la fabrication de tumeurs ; sa spécificité n'est pas reconnue formellement par tous les homéopathes.

❑ La constitution

L'apparence, la taille, la silhouette nous permettent une approche supplémentaire. C'est l'analyse constitutionnelle.

Elle nous intéresse ici au premier chef, puisque elle est héréditaire. C'est elle qui explique nos problèmes de taille et de poids.

Nous distinguons ainsi 3 constitutions baptisées du nom de remèdes homéopathiques auxquelles elles sont électivement sensibles.

Avec un peu d'habitude, il vous sera facile de reconnaître votre constitution personnelle.

• Le carbonique

— plutôt petit, carré, trappu ;

— prend du poids facilement, qui se dispose harmonieusement sur tout le corps ;

— esprit lent, méthodique, profond ;

— transpire facilement de la tête, de la nuque, du front ;

— teint pâle, blanchâtre ;

— aime trop le lait et les fromages.

• Le phosphorique

— grand, élancé, mince, élégant ;

— ne prend pratiquement jamais de poids. Reste toujours mince malgré un vif appétit ;

— esprit brillant, artistique, romantique ; mais déprime facilement ;

— transpire surtout la nuit, et du dos ;

— carnation délicate ;

— aime trop le sel et les aliments salés.

• Le fluorique

— grand ou petit, mais toujours hyperlaxe, remarquablement souple, se déplace les vertèbres, se tord les chevilles ;

— s'alourdit au fur et à mesure de l'âge ;

— instabilité d'humeur, se torture souvent l'esprit ;

— transpire souvent la nuit, de tout le corps. Insomnies fréquentes ;

— teint mat, aspect vieillot ;

— boit trop, fume trop.

Les constitutions pures sont rares. En général, nous sommes de constitutions mixtes, avec 1 ou 2 dominantes.

Conclusion :

3 constitutions, 5 diathèses, 4 tempéraments : nous ne manquons pas de repères pour détecter que vous êtes «à nul autre pareil».

Et c'est ainsi que l'homéopathie nous permet de comprendre les raisons de nos kilos en trop et de nous traiter efficacement.

SCHÉMA DES 3 CONSTITUTIONS

CARBONIQUE	PHOSPHORIQUE	FLUORIQUE
Bréviligne	Longiligne	Longiligne ou bréviligne
Squelette résistant	Squelette fragile exostoses	Squelette irrégulier,
Articulations fortes et serrées	Articulations fines et relâchées	Articulations hyperextensibles
Main : forte, épaisse	Main : longue et fine	Main : souple, élastique
Phalangette : courte	Phalangette : allongée	Phalangette : effilée
Ongle : carré, solide	Ongle : en amande, cassant	Ongle : irrégulier, malléable
Dents : carrées, blanches, bien plantées, bon articulé	Dents : ovales, jaunâtres, chevauchement des maxillaires	Dents : irrégulières, mal émaillées, prognatisme inférieur ou supérieur
Développement en largeur	Développement en hauteur	Développement en biais
Hypertonie	Hypotonie	Hyperlaxité
Sycose - Psore	Diathèse tuberculinique	Luèse
ENFANT	ENFANT	ENFANT
Tête élargie	Tête allongée	Tête asymétrique
Gros et bouffi	Long et menu	Maigre et petit
Teint crayeux	Ventre rétracté gros ventre.	Thorax maigre,
Sueur à la tête	Boulimique avec désir de viande et de sel	
Glouton et vorace	Appétit régulier	Appétit capricieux
Aime le lait	Aime le jambon	Aime les aliments épicés
Exposé aux troubles digestifs		
Apathique et lent	Insomniaque et coléreux	Agité, nerveux, instable

CHAPITRE 2

ÊTRE MINCE POUR ÊTRE EN BONNE SANTÉ

L'excès de graisse est néfaste à la santé. Peser trop non seulement gâche vos chances de séduction et de réussite sociale mais surtout risque d'abréger ou à tout le moins d'handicaper votre existence.

• On sait par exemple que l'hypertension est liée au sur-poids. Il en est de même de ce qu'on appelle justement le «diabète gras». L'élévation du sucre dans le sang —la glycémie — fragilise les artères et nous menace d'infarctus ou de problèmes oculaires et cérébraux.

• Les crises de goutte, dues à l'excès d'acide urique, la fatigue du cœur, en rapport avec le poids, conduisent irrésistiblement vers la maladie.

Il n'est pas jusqu'à nos pauvres articulations qui ne pâtissent de notre graisse. Les maux aux reins, aux genoux, à la voûte plantaire correspondent à nos kilos en trop.

La hanche est particulièrement vulnérable à ce propos. De par la station debout, cette articulation est la plus sollicitée du corps humain. Des lois mécaniques fort complexes font que, quand vous prenez 1 kilo, c'est 5 kilos que vous ajoutez à cette malheureuse articulation. Inversement, en maigrissant d'un «petit kilo», vous la soulagez de 5 «gros kilos» et je vous assure que, si vous souffriez d'une coxarthrose, vous en sentiriez tout de suite le bénéfice !

Il n'est donc pas étonnant que, moins vous avez de kilos en trop, mieux vous vous portiez et plus longue soit votre espérance de vie.

Espérance et qualité sont incontestablement liées à votre «bon poids». Tous les médecins sont bien d'accord sur ce point. Mais qu'est ce que le «bon poids» ?

LE BON POIDS

La première question que nous devons poser est celle-ci :

«Y a-t-il un poids idéal ?» C'est-à-dire, quel est le bon poids à atteindre pour être la plus belle ou le plus performant, en tout cas me porter le mieux possible et vivre le plus longtemps, jeune et en forme.

Il existe sûrement un poids idéal pour chacun. Un poids idéal général a été calculé par les compagnies d'assurances pour assurer un maximum de longévité. Les centres sportifs ont aussi déterminé à quel poids correspond un maximum de forme physique.

Très souvent, on pense que le poids idéal doit correspondre au nombre de centimètres de la taille. Un homme d'1,75 m par exemple, mesurant donc 1 mètre et 75 centimètres, dans cette approche, devrait peser 75 kilos. Or, c'est trop, et beaucoup trop !

Une **formule mathématique** permet de calculer ce fameux «poids idéal». Elle a été mise au point par un spécialiste, Lorentz, à partir de données expérimentales, basées sur de très nombreuses observations.

Cette formule de Lorentz est la suivante :

$$P = T - 100 - \frac{T - 150}{\begin{array}{l} 2 \text{ (femmes)} \\ 3 \text{ (hommes)} \end{array}}$$

où P représente le poids idéal à obtenir, exprimé en kilos, T la taille, évaluée en centimètres.

> NOTRE CONSEIL
> Pour bien vous porter, pesez-vous régulièrement chaque jour de façon à rythmer votre alimentation de la journée au poids enregistré.
> Pesez-vous le matin au réveil, nu, toujours sur la même balance, après avoir vidé votre vessie.
> Votre inconscient enregistre ainsi à la longue votre poids et rythmera de lui-même votre appétit au poids idéal que vous ne voulez pas dépasser.

Apprenez à faire votre propre calcul. Par exemple : en appliquant la formule de Lorentz à un homme d'1,75 m, nous obtenons :

$P = 175 - 100 = 75$

$175 - 150 = 25$

$25 : 3 = 8$

P = 75 - 8 = 67

Le poids idéal est donc de 67 kg.

Pour une femme d'1,60 m, soit 160 cm :

P = 160 - 100 = 60

160 - 150 = 10

10 : 2 = 5

P = 60 - 5 = 55

Le poids idéal est donc ici de 55 kg.

Cette formule — il faut insister sur ce point — est générale : elle peut s'appliquer à n'importe qui et ne donne qu'**une estimation globale du poids qu'on ne peut dépasser sans risques.**

Il faut donc affiner cette estimation. Par exemple, il faut tenir compte du fait que la balance n'indique pas la proportion de ce que l'on nomme «masse active» (muscles, organes, etc.), la proportion d'eau et la proportion de graisse : or c'est cette dernière quantité qu'il convient de surveiller, voire de diminuer si l'état de santé général le permet et le réclame.

Et de nombreux facteurs viennent modifier l'apparente simplicité de la formule :

- **L'âge, parce que l'augmentation des réserves de lipides est presque inévitable et parce qu'une obésité «à long terme» — due à une augmentation des cellules graisseuses — est plus difficile à résorber.**
- **L'adaptation et la régulation du corps humain qui, en cas de régime, modifient considérablement la valeur énergétique du poids et qui, semble-t-il, peuvent conditionner le désir de glucides dans un organisme qui tente de s'en priver...**
- **Le sexe, parce que les dépôts graisseux chez l'homme concernent la partie haute du corps, chez la femme la partie basse, où ils sont beaucoup plus difficiles à éliminer.**

Il faut d'ailleurs savoir que ces normes, définies par Lorentz et couramment suivies en France, sont fort indulgentes par rapport à celles qu'ont établies les experts américains. Par exemple, un homme d'1,75 m devrait peser 65 kilos, une femme d'1,60 m, 48 kilos. C'est à ces poids que les risques d'une maladie cardio-vasculaire sont significativement diminués. Pour obtenir ce résultat, il faut un régime de famine.

C'est vrai, plus on est maigre, plus on est sec, plus on a de chance de vivre longtemps.

Avec l'âge, cette notion de poids se modifie un peu.

Plus jeune, on est moins lourd, car une bonne part des calories apportées par la nourriture est utilisée pour la croissance, la construction des os et des glandes et non celle de tissus graisseux.

Plus vieux, on peut soit maigrir, et c'est bien car «l'avenir est au sec», ou au contraire s'alourdir, s'épaissir, s'infiltrer, ce qui est beaucoup moins bien, car cette graisse, en excès, surcharge nos organes vitaux — foie, reins, cœur, poumons —, les fatigue et abrège notre espérance de vie.

Il se développe alors une **sycose** — maladie chronique en rapport avec la sénescence, que nous, homéopathes, connaissons bien et que nous savons combattre.

AVERTISSEMENT
Le terme «sycose» appartient au vocabulaire particulier des médecins homéopathes. Il désigne le terrain spécifique des gens qui «fixent l'eau», gonflent et grossissent pour un rien.
Son grand remède est THUYA.

UNE MALADIE : L'OBÉSITÉ

Il ne faut pas confondre obésité et quelques kilos en trop.

L'obésité est une véritable maladie dont on connaît mal les causes et difficile à traiter, alors que peser un peu trop lourd est un phénomène banal et réversible.

L'obésité se caractérise par une **prise de poids dépassant de 30 % le poids idéal.** Si vous pesez 92 kilos alors que vous devriez en peser 70, vous êtes un obèse débutant.

Mais en matière d'obésité, il est courant de rencontrer des poids énormes dépassant les 110, 120 kilos et au-delà. Le pronostic vital est alors négatif. Comme on vient de le voir, il existe 2 types d'obésités : chez les hommes, l'obésité dite «androïde» : la graisse se dépose surtout sur le ventre qui pointe. Chez les femmes, l'obésité est «gynoïde» : le tissu adipeux matelasse la taille, les fesses, les cuisses.

L'obésité n'est pas toujours en rapport avec des excès alimentaires.

L'obèse qui est gros parce qu'il mange trop est une légende à détruire. Certains obèses mangent sûrement beaucoup. Nous en avons tous l'expérience. Il y en a même qui tombent dans la boulimie franchement psychiatrique mais ils étaient obèses avant et, en tout cas, leur monstrueux excès pondéral n'est pas en rapport avec la quantité de nourriture ingérée.

La preuve nous en est fournie par l'inefficacité des régimes basses calories. On fait sûrement maigrir un obèse en lui infligeant des régimes à 1 000 ou 800 calories par jour. Mais sa diminution de poids ne fait pas disparaître l'obésité. Dès que le malheureux obèse sort de clinique, il reprend très vite son poids. Car, à moins d'être particulièrement sadique, on ne peut obliger un obèse à suivre toute sa vie de tels régimes de famine qui l'excluent pratiquement de la vie active.

Il n'a d'ailleurs jamais été prouvé qu'en réduisant le poids d'un obèse on augmente de manière significative sa durée de vie. Certaines statistiques tendent même à prouver le contraire.

Des thérapeutiques ont été proposées : hormones thyroïdiennes, amines freinatrices d'appétits, diurétiques. Elles sont toutes dangereuses et font courir à l'obèse des risques cardiaques sérieux.

Des méthodes chirurgicales mutilantes ont été expérimentées, aux États-Unis en particulier, par exemple l'ablation d'une partie de l'intestin. Ces résultats furent spectaculaires et les pertes de poids impressionnantes. Mais les conséquences furent désastreuses pour la longévité vitale.

On a même dit que l'obèse était gros parce qu'il ne bougeait pas assez, beaucoup moins qu'un homme de poids normal. C'est là confondre l'effet et la cause, car, s'il bouge moins, c'est qu'il est gros au départ, et non l'inverse.

En tout cas, faire sauter les haies aux obèses n'en a jamais fait maigrir aucun !

Il semble que l'obésité soit en rapport avec des lésions de l'hypothalamus ayant des conséquences endocriniennes et neurologiques.

Pour ma part, je traite l'obésité par l'homéopathie. J'enseigne à mes obèses à se nourrir correctement. Je m'occupe également de leur équilibre psychique et mental. Je les maintiens ainsi à un poids raisonnable, celui où ils se sentent bien. En veillant au grain du côté des différents organes, foie, cœur, rein, pancréas, plus fragiles chez eux.

Tout cela découle d'une pratique médicale très sérieuse, nécessitant le contact personnalisé de la consultation.

AVERTISSEMENT
Si vous avez plus de 15 kilos à perdre, il est indispensable de consulter un endocrinologue, c'est-à-dire un médecin spécialisé dans l'étude de glandes endocrines.

Vous pouvez en effet être atteint d'hyperthyroïdisme (thyroïde insuffisante), ou d'hypersurrénalisme (vos glandes surrénales sécrètent trop d'hormones), ou d'un problème à l'hypophyse, glande située à la base du cerveau et commandant le fonctionnement de toutes les autres.

L'obésité est donc une véritable maladie qui doit être traitée comme telle par un médecin homéopathe compétent.

Exemple :

JOSIANE a 40 ans. Elle a 2 beaux enfants et pèse... 115 kilos ! C'est une vraie obèse ! Elle est vive, enjouée, tonique mais son poids l'attriste, car elle commence à souffrir. Ses genoux présentent un début d'arthrose. Elle a des varices. Sa tension trop élevée, à 18-10, lui cause de violentes migraines. Cholestérol, glycémie, acide urique sanguin sont trop élevés. Tous ses examens endocriniens sont normaux.

Elle vient me consulter pour un traitement homéopathique.

Je vérifie d'abord le fonctionnement de ses reins, de ses glandes surrénales, de sa thyroïde. Tout est normal, comme c'est souvent le cas avec les obèses.

Pour moi, médecin homéopathe, elle correspond à 2 grands remèdes homéopathiques, THUYA et CALCAREA CARBONICA, car elle est grasse et infiltrée d'eau. Je vais lui donner ces 2 médicaments sous forme de doses globules en 9 CH, à raison d'une tous les 10 jours, en les alternant.

J''ajoute un freinateur homéopathique d'appétit comme ANACARDIUM 4 CH et ANTIMONIUM CRUDUM 4 CH, administrés tous les jours en granules.

Enfin, je stimule le fonctionnement de ses reins par la prescription de 100 gouttes quotidiennes de SOLIDAGO TM ou PILOSELA TM.

J'ajuste enfin la diététique de Josiane, qui mange un peu trop de viande, de mets sucrés, de pain.

Josiane perdra ainsi 2 à 3 kilos par mois, en douceur, et sans fatigue. Aller plus vite ne sert à rien car les kilos perdus reviennent au galop.

En 1 an, nous aurons réalisé un amaigrissement de 30 kilos et ramené le poids de Josiane à 80 kilos. Cela suffit amplement et il faut prévoir un palier d'un an pour ne pas traumatiser cet organisme fragile. La tension est redescendue à 14-8.

LA CELLULITE

La cellulite, ce que vous appelez votre cellulite, n'est pas de l'obésité, ni même de la graisse. Vous le savez bien.

D'abord, contrairement à l'obésité ou même à la simple surcharge pondérale qui intéressent l'ensemble de votre corps, la cellulite reste le plus souvent localisée et dans des endroits fort dommageables à votre esthétique.

Ce sont les femmes qui en sont plus particulièrement victimes. Cette cellulite se dispose en placards plus ou moins importants, tapissant la peau dans sa santé interne, et donnant, lorsqu'on les presse entre les doigts, le classique signe de la «peau d'orange», grenue et douloureuse.

Cette cellulite se dépose principalement au niveau des cuisses et des hanches où elle forme la désagréable «culotte de cheval». À la nuque, c'est la «bosse de bison». Autour de la taille, elle se répand en bourrelets disgracieux et douloureux quand on les masse. Le palper-rouler est insupportable et au début le massage est un véritable supplice.

La cellulite n'est pas toujours en liaison avec le poids. Vous pouvez être parfaitement mince et avoir une vilaine culotte de cheval. Et si vous êtes enrobée, un régime vous fera perdre du poids, mais vos boules de cellulite resteront intactes, encore plus apparentes.

C'est souvent un phénomène congénital, héréditaire, codé génétiquement. La cellulite peut débuter très tôt dans la vie. Le beau bébé, tout rond, tout potelé, qui pour nous est un bébé «carbonique», est en fait bourré de cellulite. Si c'est un garçon, il perdra facilement en grandissant cette cellulite. Mais pour une fille, ce sera une autre affaire.

Après l'avoir beaucoup négligée, les médecins commencent à s'intéresser à la cellulite et à l'étudier scientifiquement.

Dès 1978, le Pr Merlew montrait que la cellulite est une maladie qui frappe la circulation au niveau des capillaires sanguins sous-cutanés. C'est en même temps une maladie qui atteint le tissu conjonctif qui sous-tend votre peau et lui confère son élasticité. C'est une affection «micro-vasculo-conjonctive».

Il y a modification progressive, concomitante, du volume des cellules graisseuses de l'hypoderme — les adipocytes — et épaississement des fibres collagènes du tissu conjonctif. D'où formation de micro (petits), puis de macro (gros) nodules graisseux, durs, avec compression, raréfaction des capillaires sanguins et infiltration d'eau, (qui n'est plus évacuée). D'où le nom d'hydrolipodystrophie» dont, médicalement, on baptise cette cellulite qui vous désole.

La thermographie, cette méthode moderne qui permet d'enregistrer la température de différents tissus du corps humain, objective bien ce ralentissement circulatoire. Elle enregistre au niveau des placards cellulitiques, une baisse de la température sous-cutanée, ce qui montre que la circulation se fait mal à ce niveau. Les photographies obtenues permettent de dresser une véritable cartographie de votre cellulite.

Plus que la circulation artérielle, ce sont les perturbations de la circulation veineuse qui sont à l'origine des formations cellulitiques.

50 % des femmes qui font de la cellulite ont d'ailleurs de mauvaises veines, qu'il faut soigner. Et plus on les soigne tôt, mieux cela vaut.

La cellulite est une mine d'or pour les instituts d'esthétique et les fabricants de produits de beauté.

Pour nous, homéopathes, elle est une maladie et doit être traitée médicalement. Son traitement s'inscrit dans notre conception de l'homéopathie, thérapeutique de jeunesse, de beauté, de forme.

Certes un peu de cellulite est normal mais l'excès doit être combattu vigoureusement.

Nous considérons la cellulite comme la conséquence d'un terrain pathologique particulier, la sycose. Il s'agit d'un terrain caractérisé par de la rétention d'eau, des dépôts de substance de déchets, de «métabolites» au niveau du tissu conjonctif sous-cutané, qui vont être à l'origine des nodules cellulitiques.

Cette sycose est en partie héréditaire, mais elle peut également être induite par la prise de certains remèdes qui vont ainsi se révéler fortement celluligènes. Il en est ainsi des **hormones** qui sont actuellement largement prodiguées, tant sous forme de **«pilules»** contraceptives que de traitements de la ménopause. Vous fabriquez alors de la cellulite plus facilement que d'autres.

Les **«tranquillisants»** sont également en cause et comme la France bat le triste record de la consommation mondiale de ces drogues, il n'est pas étonnant de voir se développer des cellulites particulièrement difficiles à soigner.

La cellulite, d'ailleurs, n'est pas uniquement une question d'esthétique. Certains nodules peuvent se développer à l'intérieur de votre corps, au contact de plexus nerveux et être ainsi responsables de vives douleurs et de troubles fonctionnels insupportables, dont votre médecin diagnostique mal l'origine. C'est la cellulite interne

Des placards de cellulite au contact du plexus solaire engendrent des douleurs gastriques si accentuées qu'elles font craindre l'ulcère. D'autres développés au niveau du cœur simuleront l'infarctus. D'autres enfin siégeant au niveau de la nuque peuvent être à l'origine de pénibles migraines.

❑ Un traitement général

Le traitement homéopathique de votre cellulite fera appel à des remèdes d'action ponctuelle ciblés, par exemple FUCUS T.M., pour stimuler votre thyroïde et attaquer les adipocytes, PILOSELLA T.M. pour activer votre rein et mieux éliminer, le bourgeon de sorbier qui fortifie votre circulation veineuse. Il faudra y adjoindre de grands remèdes de fond anti-sycotiques comme NATRUM SULFURICUM et THUYA.

Si vous avez envie de voir fondre votre cellulite, je vous conseillerai donc ce **schéma de traitement :**

prendre dans un grand verre d'eau :

50 gouttes :

— matin : FUCUS T.M. 1 flacon 125 ml

— midi : SORBUS B. mac 1 D 1 flacon 125 ml

— coucher : PILOSELLA T.M. 1 flacon 125 ml

Ajouter :

— le 10è jour du traitement : 1 dose globule NATRUM SULFURICUM 9 CH

— le 20è jour : 1 dose SULFUR 7 CH

— le 30è jour : 1 dose THUYA 9 CH

A renouveler le 2è mois.

AVERTISSEMENT
Ce traitement sera suivi 2 mois, arrêté 1 mois et éventuellement repris. Mais à ce stade, n'hésitez pas à demander l'avis de votre médecin homéopathe.

L'adjonction au traitement d'oligo-éléments peut, par action catalytique, faciliter son succès. Dans la matinée vous laisserez fondre dans votre bouche 2 comprimés : OLIGOSTIM ZINC - NCKEL - COBALT

NOTRE CONSEIL
Votre alimentation doit être pauvre en sucre et graisse, riche en protides.
Vous devez boire beaucoup pour assurer une bonne élimination, 2 litres par jour : eau, thé léger, chicorée. Enfin, une petite tasse de tisane de chiendent après le déjeuner et le dîner facilitera votre désintoxication en stimulant vos reins.

❑ Un traitement local

Un traitement local du placard cellulitique sera également utile.

On sait que l'essentiel du nodule de cellulite est constitué de fibres conjonctives de collagène qui se sont épaissies et durcies. L'eau, les déchets sont emprisonnés et ne peuvent s'évacuer.

Si on veut permettre l'élimination de ces paquets de cellulite, il faut également décloisonner les fibres de collagène par une attaque locale.

Le massage local est déjà actif. Consacrez matin et soir 10 minutes à masser votre cellulite.

Appliquez une bonne couche de cette crème homéopathique dépolymérisante et diurétique :

SOLIDAGO TM	
LAMINARIA TM	aa 10 g
Excipiant non gras transcutané	qsp 100 g
(à préparer en pharmacie)	

Puis pratiquez un «palper-rouler» doux en pressant vos bourrelets et en les faisant rouler entre vos doigts.

La mésothérapie homéopathique peut également être utile. Un médecin homéopathe, à condition qu'il soit entraîné à la mésothérapie, pratiquera des multi-injections locales avec une formule du type :

NATRUM SULFURICUM	
ARANEA	D8
THUYA	
DULCAMARA	

1 ampoule de 2 ml en sérum physiologique.

NOTRE CONSEIL
Une petite friction au gant de crin lors de la toilette chaque matin facilitera les choses.
Versez sur le gant quelques gouttes d'essence de lavande et frottez chaque zone de votre corps imbibée de cellulite.
Allez du bas vers le haut en faisant des mouvements circulaires.
Le sang afflue en surface et attaque les nodules cellulitiques.

Mais pour nous, homéopathes, le traitement local, à lui seul, n'est jamais suffisant.

Pour obtenir une amélioration suffisante et éviter les récidives, nous vous prescrirons toujours un traitement en profondeur, un traitement de terrain. C'est le rôle du traitement général indiqué.

L'homéopathie est la médecine du terrain.

Exemple :
Hélène, 50 ans, depuis qu'elle a commencé un traitement hormonal de sa ménopause, est bourrée de cellulite. En 1 an, elle a pris 3 kilos localisés autour des fesses et des cuisses.

En 4 mois, le traitement homéopathique anticellulite élimine l'excès de poids. La taille diminue de 5 cm.

Hélène, amincie, choisit alors évidemment l'homéopathie pour traiter sa ménopause.

LA FEMME TROP GROSSE A LA MÉNOPAUSE

On prend souvent du poids à la ménopause.

Cette période est en effet marquée par un certain déséquilibre endocrinien qu'exprime cette prise de poids tout à fait injustifiée.

Il faut également souligner que la prescription d'une hormonothérapie de substitution fait facilement prendre, dès le départ, 2 à 3 kilos. Les hormones, même baptisées «naturelles», sont en fait préparées chimiquement et n'ont pas tout à fait la même activité que si elles étaient directement extraites du sérum humain.

Dans certains troubles de la ménopause, elles peuvent se révéler nécessaires, mais elles n'ont pas fait la preuve de leur efficacité. La gemmo-ostéopause et l'homéopathie donnent d'excellents résultats dans le traitement de certains troubles tels que les fameuses «bouffées de chaleur». En tout cas, la ménopause est un moment de l'existence où vous risquez d'épaissir.

Le grand remède homéopathique de la ménopause est **LACHESIS**. Ce remède, extrait du venin d'un serpent de l'Amazonie, est indiqué dans tous ces troubles résultant de l'arrêt des règles.

Vous êtes alors congestive, rouge. De vives bouffées de chaleur, avec des sueurs abondantes, gâchent votre joie d'exister. Vous vous agitez beaucoup, vous parlez sans cesse, sautant du coq à l'âne. La chaleur vous aggrave nettement. Il vous faut la fenêtre ouverte, un col et une ceinture assez lâches.

Mais il suffit que vos règles reviennent, même sur une courte période, pour que vous vous sentiez beaucoup mieux.

Vos nuits sont mauvaises. Vous avez de nombreux cauchemars : rêves de mort, rêves de serpent. Freud n'est pas loin qui interpréterait fort bien cette période particulière comme une «mort sexuelle», ce qui littéralement est parfaitement inexact.

Votre teint est coloré. Un peu de couperose marque vos joues. Enfin, vous épaississez parce que votre sang circule moins bien : au niveau de la taille, du cou, des bras et des jambes.

LACHESIS en hautes dilutions aidera à améliorer ces troubles.

Nous le compléterons par des remèdes homéopathiques capables de combattre vos bouffées de chaleur, comme GRONOINUM 4 CH, BELLADONNA 4 CH, ou encore de calmer vos nerfs, tel GELSEMIUM 7 CH.

NOTRE CONSEIL
Si vous avez de nombreuses bouffées de chaleur, prenez à chaque bouffée 4 granules GRONOINUM 4 CH, autant de fois qu'il est nécessaire dans la journée. Votre circulation se régularisera fort efficacement.

Enfin, l'homéopathie permet, lorsque cela est nécessaire, de réaliser une sorte d'hormonothérapie dynamisée, du fait qu'elle est très diluée et dépourvue de tout risque.

C'est ainsi qu'à cette période, nous prescrivons souvent et au long cours des ampoules de FSH en dilutions freinatrices et de progestérone en dilutions stimulatrices.

Exemple :
Mme R.A., 52 ans, vient nous voir pendant sa ménopause. De fortes bouffées de chaleur ont nécessité l'administration d'hormones, qui lui ont fait prendre 5 kilos, ce qui l'inquiète et la désole.

Elle ne veut plus en entendre parler, comme c'est souvent le cas actuellement. Elle préfère être traitée par homéopathie.

Notre prescription sera ciblée sur l'élimination et la régulation endocrinienne :

— Tous les matins, 50 gouttes de EQUISETUM TM : cette teinture, préparée à partir de la prêle, est à la fois diurétique et reminéralisante. Nous combattrons ainsi l'ostéoropose.

— À midi et au dîner, 3 granules de BELLADONNA 4 CH, pour combattre les bouffées de chaleur.

— À 17 heures, 1 ampoule de :

— 1 jour, FISH D 24

— l'autre jour, PROGESTERONE D 6 pour la régulation endocrine.

— Enfin, tous les 10 jours, 1 dose de LACHESIS 9 CH.

Mme R.A. perdra ainsi les 5 ou 6 kg qui l'encombrent, doucement, en 3 à 4 mois. Depuis, elle se porte bien et elle continue de se soigner par homéopathie.

POURQUOI PREND-ON DU POIDS ?

Pas uniquement parce qu'on mange trop. Le problème est plus complexe. Il y a d'autres raisons. Et sachez en premier lieu que, si vous prenez du poids, vous n'êtes sûrement pas en bonne santé.

Certaines raisons sont connues de médecins spécialistes. Il y a ainsi des causes génétiques, endocriniennes, nerveuses, toxiques.

D'autres relèvent du raisonnement homéopathique.

Pour un rien, vous prenez du poids alors que telle personne peut manger ce qu'elle veut sans prendre un milligramme. Vous, au moindre excès alimentaire, parfois bien modeste, vous engraissez.

Un dîner entre amis, un repas de communion ou de noces, et dès le lendemain matin, ou parfois simplement le surlendemain, vous retrouverez sur votre balance 2 à 3 kilos en plus qu'il vous faudra des jours pour reperdre en vous serrant vigoureusement la ceinture.

C'est une énorme injustice qui s'explique scientifiquement par un certain nombre de phénomènes.

❑ Un phénomène génétique, héréditaire : il commande votre terrain

Au départ, il y a sûrement un problème héréditaire intéressant certaines cellules, les cellules graisseuses, appelées «adipocytes».

De par un codage génétique, c'est-à-dire transmis par nos parents, nous naissons avec un certain nombre de cellules capables de fixer et d'accumuler la graisse, les adipocytes.

Ces adipocytes sont répartis au niveau du ventre, des cuisses, des fesses et de la poitrine.

Certains d'entre nous héritent de leurs parents peu d'adipocytes. Ils resteront facilement sveltes car leurs graisses, au lieu de s'accumuler, seront rapidement brûlées, éliminées.

D'autres au contraire ont la malchance d'hériter d'un gros paquet d'adipocytes. Il est facile de comprendre qu'ils fixeront plus facilement les graisses et qu'ils prendront du poids plus rapidement.

Exemple :
Anne, 20 ans, vient me consulter. Elle est trop grosse puisqu'elle pèse 65 kg pour 1,60 m.

A l'interrogatoire, je découvre que sa mère aussi est trop forte, son père également. Une grand-mère était obèse.

Tout cela montre qu'il y a une surcharge pondérale héréditaire, génétique.

Le problème est alors difficile à résoudre.

Des techniques ont été proposées pour diminuer le nombre de ces cellules graisseuses. La **chirurgie esthétique,** par exemple, pratique ce qu'on appelle d'un terme peu harmonieux : le «dégraissage». On ôte au bistouri de larges zones de tissus adipeux au niveau du ventre ou des cuisses. Malheureusement les cicatrices ne sont pas bien jolies et les adipocytes reviennent coloniser les zones ainsi nettoyées. Tout est à recommencer.

On réalise aussi des «**lipo-succions**». Un chirurgien injecte dans la zone à traiter une substance fluidifiante et aspire la graisse ainsi liquéfiée. Il n'y a pas de cicatrice mais parfois, il se forme des creux, des dépressions, parfaitement inesthétiques. Des chocs opératoires sont à craindre.

La **mésothérapie** consiste à injecter, au niveau du paquet graisseux ou cellulitique à réduire, à l'aide d'une volumineuse seringue à aiguilles multiples, de petites quantités de remèdes attaquant le tissu graisseux.

Elle donne parfois de bons résultats surtout lorsqu'il s'agit de paquets de cellulite bien localisés. Il existe d'ailleurs une mésothérapie homéopathique injectant des dilutions de remèdes homéopathiques.

La mésothérapie est douloureuse et astreignante. Et elle entraîne toujours le même problème : graisse et cellulite réapparaissent immanquablement en l'absence de traitement homéopathique de terrain, absolument indispensable.

Pour Anne nous n'en arriverons sûrement pas là. La prescription régulière de ses grands remèdes de fond, THUYA, CALCAREA CARBONICA, SULFUR, NATRUM SULFURICUM, la fera maigrir doucement et régulièrement de 6 kilos en 1 an.

❑ Le phénomène endocrinien

Votre surcharge pondérale peut également dépendre de problèmes endocriniens, c'est-à-dire du bon ou du mauvais fonctionnement de glandes de votre corps sécrétant des hormones :

• la thyroïde

Cette glande est située à la base du cou (chez l'homme, elle est protégée par un cartillage apparent, la pomme d'Adam).

Elle sécrète 2 hormones : la triiodotyronine et la thyroxine. Elle est elle-même sous la dépendance de l'hypophyse, glande localisée au milieu du crâne, sous le cerveau et connectée à l'hypothalamus.

Ces 2 hormones thyroïdiennes ont la particularité de dégrader le tissu graisseux et de le faire fondre. C'est ce que l'on voit dans certaines maladies, comme la maladie de Basedow, provoquées par une très grande hyperactivité de la thyroïde et où la maigreur finit par être impressionnante.

Certaines personnes, sans être malades, ont tout de même une thyroïde qui fonctionne plus énergiquement que d'autres.

Ce sont en général des nerveux, hypersympaticotoniques, tuberculiniques, à très vif appétit, toujours réchauffés, restant imperturbablement maigres et secs, bien qu'ils mangent beaucoup.

D'autres au contraire ont une thyroïde ralentie. Ils sont mous, frileux et gras, même s'ils ont peu d'appétit.

Tout ce qui stimule la thyroïde fait maigrir, mais il est hors de question d'utiliser des hormones thyroïdiennes en nature. Elles relèvent de la seule prescription médicale pour des affections qui, en général, n'ont rien à voir avec la surcharge pondérale. Elles sont en effet dangereuses pour le cœur dont elles accélèrent les battements, provoquant de la tachycardie et fatiguant ainsi le muscle cardiaque, le myocarde, d'où risque d'infarctus et d'insuffisance cardiaque.

Mais il existe des moyens de stimuler la thyroïde sans danger.
Nous verrons que certains remèdes homéopathiques sont actifs sur la thyroïde.

Tout ce qui contient de l'**iode** est également stimulant. La mer est ainsi une source admirable d'iode naturel. L'air que vous y respirez, l'eau dans laquelle vous vous baignez apportent à doses physiologiques de quoi largement activer le fonctionnement thyroïdien.

Des vacances à la mer, une cure de thalassothérapie sont de bons moyens de perdre du poids ou, du moins, de ne pas en prendre.

Tous les aliments issus de l'océan sont excellents : les huîtres, le poisson, les crustacés, les coquillages. Inscrivez-les régulièrement à vos menus. Utilisez du sel marin, gris, non raffiné. J'aime beaucoup le sel naturel du marais guérandais. Il est fort riche en iode. Tous sont des aliments santé, jeunesse, beauté.

AVERTISSEMENT
Si vous prenez du poids en devenant frileuse, en perdant des cheveux, en constatant que vous sourcils s'éclaircissent, c'est sans doute que vous souffrez d'insuffisance de la thyroïde. Il faut prendre l'avis de votre médecin.

• **les hormones sexuelles**

Chez vous, mesdames, un dérèglement dans l'équilibre des hormones sexuelles, la folliculine et la progestérone, sécrétées par les ovaires, vous font prendre du poids indûment.

Beaucoup d'entre vous se plaignent de gonflement avant les règles ou au milieu du cycle, vers le 14e jour, les seins sont douloureux. Vous vous sentez mal à l'aise, serrée dans vos vêtements. Votre balance accuse 2 à 3 kilos de plus, et pourtant, vous ne mangez pas plus, au contraire !

Le syndrome prémenstruel qui vous fait gonfler relève d'un traitement médical. Il témoigne en effet d'une trop forte sécrétion en œstrogènes-hormones par les ovaires.

La trop forte tension ressentie au niveau des seins témoigne de l'inflammation du tissu mammaire. Elle peut à la longue devenir dangereuse.

L'homéopathie régularisera sans hormonothérapie ce syndrome prémenstruel. Votre médecin vous prescrira le traitement adéquat.

Vous êtes la victime du syndrome prémenstruel. C'est une maladie qui n'est pas grave, mais qui est provoquée par un déséquilibre dans la sécrétion des hormones ovariennes. Ces hormones sexuelles sont responsables du cycle menstruel. Du 1er au 14e jour, il y a sécrétion surtout de folliculine. À partir du 14e jour, c'est la progestérone qui domine.

Or, vous, vous fabriquez trop de folliculine et ses équivalents, œstrogènes, œstradiol.

Cette folliculine se dépose en minces cristaux au niveau de différents tissus : foie, rein, tissu cellulaire sous-cutané. Ce sont des tissus très hydrophiles qui filtrent l'eau et vous font gonfler.

Remarquez d'ailleurs que, si votre gonflement est en rapport en général avec un excès de folliculine, un excès de progestérone peut également vous transformer en grosse éponge fixant l'eau.

Il faut donc arriver à **régulariser de manière douce et définitive votre sécrétion menstruelle, en évitant une hormonothérapie lourde, intempestive et parfois dangereuse.**

L'homéopathie y est parfaitement adaptée.

❑ Le phénomène nerveux, psychique

Il existe incontestablement, au niveau du cerveau et de l'hypothalamus, des centres régulateurs du poids et de l'appétit. On les regroupe sous le nom de **pondérostat**.

Ce fameux pondérostat est fragile. Un choc nerveux, un stress peuvent le dérégler durablement, et nous faire prendre un poids excessif, avec ou sans accès de boulimie.

Certaines femmes libérées des camps nazis étaient obèses. On sait pourtant à quel régime de famine elles étaient soumises. L'angoisse extrême dans laquelle elles avaient vécu, les souffrances physiques et morales qui leurs furent infligées avaient blessé ce fameux pondérostat. Et à partir de pratiquement rien, elles avaient pris du poids.

Il fallut des années de traitement et beaucoup d'écoute psychologique pour régulariser leur poids.

Pour vous, Dieu merci, il n'est pas question de tels drames. Mais un chagrin profond, un deuil par exemple, des soucis prolongés, du surmenage, le manque de sommeil peuvent dérégler ce fragile pondérostat.

Il est bien connu que, parfois, la fatigue fait grossir. On mange sûrement plus mais il y a quelque chose d'autre qui se passe. Et ce quelque chose, c'est la perturbation par le stress de votre équilibre nerveux.

Là encore, l'homéopathie est précieuse car elle régularise notre fonctionnement nerveux. Sans nous intoxiquer.

Nous avons en effet des médicaments qui adoucissent l'effet trop cru du deuil et du chagrin, comme IGNATIA, le roi des anti-stress, le remède des deuils et des chagrins d'amour.

Notre grand GELSEMIUM vous évitera le trac qui parfois fait grossir ou alors palliera les effets d'une très mauvaise nouvelle.

Pour combattre le surmenage, nous disposons du merveilleux ARNICA, utile à la fois contre le surmenage physique et intellectuel, contre le traumatisme physique et moral.

- **En cas de stress, physique ou moral, prenez le plus tôt possible :**
  1 dose globule IGNATIA 15 CH
  À renouveler une semaine plus tard.

- **Pour éviter le trac, prendre la veille et le matin de l'épreuve :**
  1 dose globule GELSEMIUM 9 CH

> NOTRE CONSEIL
> Si vous êtes stressé, contrarié, nerveux, plutôt que de prendre des kilos, absorbez 1 fois par semaine :
> 1 dose STAPHYSAGRIA 9 CH
> Cela vous calmera et régularisera votre métabolisme.

❑ Le phénomène médicamenteux

La prise de certains médicaments entraîne parfois l'acquisition de kilos supplémentaires dont vous vous passeriez volontiers :

— La cortisone et ses dérivés, les corticoïdes, utilisés comme anti-inflammatoires dans de graves problèmes rhumatismaux et dermatologiques. Un traitement à la cortisone donne au visage un aspect caractéristique — l'aspect léonin — et boudine les membres.

— Certaines hormones font prendre du poids. Par exemple la «pilule» contraceptive, c'est facilement, pour certaines, plusieurs kilos en plus sans changement de régime.

> NOTRE CONSEIL
> Attention à la pilule : elle fait prendre 2 à 3 kilos que vous ne perdrez pas.
> Comme il n'existe pas de contraception homéopathique fiable, demandez à votre médecin une pilule la plus faiblement dosée en hormones.

Il en est de même de l'hormonothérapie préconisée à la ménopause. Les œstrogènes et la progestérone font engraisser. C'était d'ailleurs la méthode qu'utilisaient des éleveurs peu scrupuleux pour obtenir des veaux et des poulets de bonne taille et les vendre plus cher. Mais le législateur, conscient du danger, a interdit les hormones chez l'animal.

— Les anti-dépresseurs et les tranquillisants prescrits au long cours pour traiter certains états dépressifs peuvent être également en cause.

— Enfin, des antibiotiques, comme les dérivés de la pénicilline, ont des propriétés engraissantes.

Tout cela ne veut pas dire qu'il faut refuser de prendre ces médicaments lorsque votre médecin vous les prescrit. Dans certains cas, ils sont tout à fait indispensables. Pour ma part, je suis bien heureux, face à une grave infection, d'avoir à ma disposition des antibiotiques.

> *AVERTISSEMENT*
> *Toute prise de poids inattendue et imméritée au cours d'un traitement médicamenteux doit être signalée à votre médecin. Elle témoigne sans doute d'une contre-indication et doit amener un changement de la thérapeutique.*

Mais il faut se méfier d'une surconsommation. Il est ahurissant d'enregistrer que la France est championne du monde dans la consommation des somnifères, tranquilisants, anxiolytiques. Nous devons combattre une certaine forme de pollution médicamenteuse.

L'homéopathie est là qui, en résolvant bon nombre de problèmes pathologiques, permet de soigner sans intoxiquer.

Le codage génétique du terrrain, des perturbations endocriniennes ou nerveuses, certains traitements médicamenteux, tout cela permet d'expliquer que, à conditions alimentaires égales, certains soient plus gros est plus lourds que d'autres.

La question du régime reste sûrement très importante. Mais l'intervention du remède homéopathique est tout à fait indispensable pour rétablir l'équilibre perturbé, générateur de surcharge pondérale.

Exemple :
Louise, 22 ans, est sous contraception orale depuis 5 ans. Elle a pris 5 kilos au total, soit 1 kilo par an, malgré la prise de pilule très faiblement dosée. Elle se demande où cela va s'arrêter.

Or je sais que la prise prolongée d'une pilule contraceptive entraîne le développement d'une «maladie chronique», la sycose.

Je vais donc prescrire à Louise des remèdes antisycotiques, par exemple des doses en 9 CH de THUYA, DULCAMARA, NATRUM SULFURICUM.

Non seulement je stoppe la prise de poids mais j'obtiens en un an l'élimination sans appel des 5 kg superflus.

Louise est enchantée de l'homéopathie.

CHAPITRE 3

Notre approche homéopathique

L'homéopathie nous permet une approche originale et efficace des problèmes de surcharge pondérale.

D'abord parce qu'elle nous permet de comprendre cette énorme injustice : certains peuvent manger sans prendre de poids alors que d'autres, au moindre écart de régime, encaissent 2 à 3 kilos.

L'homéopathie nous fournit également les remèdes capables de vous faire maigrir sans danger pour votre santé. L'homéopathie n'est jamais dangereuse pour la santé.

Enfin, **elle nous permet d'établir une diététique strictement appropriée à votre cas,** un régime à la carte. L'homéopathie est en effet une thérapeutique strictement individualisée.

L'homéopathie est la médecine de l'être reconnu dans son originalité propre.

CONSULTATION ET DIALOGUE

La consultation homéopathique — et tout particulièrement la première consultation — peut dérouter le patient novice. C'est qu'à la différence du médecin allopathe le médecin homéopathe veut soigner l'individu dans sa globalité : il lui faut donc fonder une relation de confiance **et accumuler nombre de détails sur la personnalité du patient.**

C'est au moyen d'un interrogatoire extrêmement poussé que l'homéopathe va déterminer la thérapeutique adaptée au plus grand nombre de symptômes. Rien n'est laissé dans l'ombre, même pas — surtout pas — des détails qui semblent inutiles, secondaires ou d'ordre intime, depuis les rêves jusqu'aux fonctions physiologiques, des préférences alimentaires aux antécédents familiaux. Plus la collaboration sera complète, plus le médecin homéopathe aura de chances de cerner la personnalité du patient, d'établir un diagnostic fiable et ainsi d'apporter des solutions efficaces aux problèmes, ici aux problèmes de poids.
L'exemple suivant aidera à comprendre les mécanismes et la nécessité de l'interrogatoire en consultation.

Exemple :
Mme Anne-Marie L. 40 ans, mariée, mère de deux enfants, me consulte parce qu'elle se trouve trop lourde. Effectivement, elle pèse 63 kilos pour 1,60 m. Elle aimerait perdre 5 kilos pour retrouver un corps svelte.

Ces 5 kilos-là représentent notre contrat.

Anne-Marie est une femme brune, au teint mat et aux yeux sombres. Elle se plaint de fatigue. Elle est d'humeur assez mélancolique, a du mal à se lier et aime être seule. Compliments et compassion l'agacent également. Ce tempérament sombre et triste correspond à un premier grand remède homéopathique, SEPIA.

C'est autour des cuisses, de la taille et des fesses d'Anne-Marie que la graisse s'est accumulée. Ces paquets de graisse sont d'ailleurs infiltrés de nodules de cellulite très douloureux. L'humidité aggrave les douleurs rhumatismales d'Anne-Marie. Enfin, à l'examen du corps on note la présence de multiples petites verrues et taches rubis. Tous cela m'indique un autre grand remède homéopathique, THUYA, la clé de la sycose.

Ses goûts et ses aversions alimentaires, qu'elle me révèle au cours d'un interrogatoire poussé, me confirmeront ce diagnostic. Anne-Marie déteste les oignons et les échalotes, mais boit beaucoup de thé. Nous sommes bien dans la zone THUYA, remède bien caractéristique des gens qui prennent facilement du poids et en perdent difficilement.

Je peux donc, maintenant, prescrire à Anne-Marie, le traitement homéopathique approprié, associé à une diététique simple et rigoureuse.

Elle retrouvera minceur et joie de vivre, forme et tonus en quelques mois.

UNE DIÉTÉTIQUE ADAPTÉE A VOTRE CAS

Au-delà des notions de désirs et d'aversions alimentaires, d'améliorations ou d'aggravations, la mise en place d'une diététique homéopathique repose sur **la prise en considération du terrain du sujet.**

On sait que notre attitude thérapeutique est conditionnée par la conception originale d'un terrain, spécifique à chacun des individus et sous-tendant toute son évolution, qu'elle soit pathologique ou non.

Trois paramètres nous permettent de saisir l'originalité de ce terrain propre à chacun. Rappelons-les :

La constitution prend en charge le bâti, le construit de l'être humain. Elle reprend la morphotypologie en s'appuyant en première analyse sur l'appareil ostéo-articulaire. Elle type l'homme dans l'espace.

La diathèse intègre les données de la pathologie de chaque individu dans une **anamnèse** qui remonte les lignées familiales. Elle permet de prévoir de futures évolutions pathologiques. Elle est donc prédicative, ce qui donne à l'homéopathie un rôle non seulement curatif, mais également préventif. Elle type l'homme dans le temps.

Le tempérament, enfin, est notre troisième paramètre. Hérité des quatre tempéraments hippocratiques, mais les dépassant, il apporte sa touche caractérologique, psychologique, s'exprimant à travers la pathogénésie de certains de nos très grands médicaments.

Ces trois paramètres s'engrènent évidemment l'un dans l'autre pour donner de chaque être une image à nulle autre semblable, sauf à celle d'un certain remède homéopathique qui sera justement le simillimum de notre malade.

Il serait navrant que l'originalité d'une telle approche ne débouche pas sur une diététique spécifique, adaptée au terrain de l'individu. **Et plus notre analyse sera fine en la matière, plus nous pourrons personnaliser le régime conseillé à nos patients.**

❑ Diététique selon la constitution

Rappel des trois grandes catégories :

— **les carboniques,** trapus, pesant lourds : les «petits gros». Ils sont très résistants.

— **les phosphoriques,** minces, fins, élancés : les «grands maigres». Ils sont fragiles, se dépensant sans compter et s'épuisant rapidement.

— **les fluoriques,** hyperlaxes, petits ou grands, mais déséquilibrés mécaniquement et psychologiquement. «Construits de travers», victimes de fréquentes sub-luxations vertébrales, ils font la fortune des chiropracteurs.

Ces trois constitutions de base se mêlent l'une à l'autre pour donner des types mixtes tels que les phospho-carboniques, les fluoro-carboniques et autres.

Selon la touche dominante, on parlera de phospho-carbonique ou de carbo-phosphorique selon que le carbone ou le phosphore domine, de fluoro-phosphorique ou de phospho-fluorique si le phosphore ou le fluor domine. Et cette dominante conditionnera notre attitude diététique, les données alimentaires de la constitution de base ayant été établies.

• **Diététique de la constitution carbonique**

→ le nourrisson

Le carbonique est quelqu'un qui mange trop et élimine mal. Il faut donc réfréner son appétit.

La plupart des nourrissons sont de petits carboniques, avec leur grosse tête, leur petit ventre rebondi. Beaucoup d'entre eux, dans l'enfance, dans l'adolescence, deviendront des phosphoriques. Mais le premier stade de la vie est en majorité carbonique.

Ces nourrissons ont, pour la plupart, un très vif appétit et leur maman a tendance à les gaver de lait et, très tôt, de bouillies.

AVERTISSEMENT

Nous devons y veiller et lutter auprès des mères trop bien intentionnées contre cette idée fausse qu'un bébé bien portant est un bébé gros, un bébé gras.

Le lait doit être rationné sans évidemment passer d'un extrême à l'autre et affamer ces enfants. La suralimentation doit être combattue, non l'alimentation.

→ l'enfant

L'enfant carbonique est fréquemment attiré par les choses indigestes. Sans parler de craie, de terre, de charbon de bois chers aux anciens auteurs, il aime les bonnes pâtées de pomme de terre, les frites et fritures, les charcuteries. Là encore, nous devons intervenir et introduire les viandes grillées — qu'il n'aime guère —, les salades et crudité — qu'il rejette —, les bons fruits de la nature auxquels il préfère les entremets lourdement sucrés, les glaces, les confitures.

→ l'adulte

L'adulte, lui, est un «pensant». Il en a les défauts : lenteur dans sa démarche physique et intellectuelle ; mais aussi les qualités : ténacité, endurance. L'important n'est pas de courir vite : c'est le phosphorique, mais de courir longtemps : c'est le carbonique.

Là encore, il faudra **orienter la diététique vers une alimentation légère, tonique, stimulante.**

Certains aliments ne conviennent pas au carbonique : **le lait, qu'il supporte mal, le café. Le café au lait est pour lui un vrai poison.** Le carbonique n'a pas intérêt à consommer trop d'aliments lactés. Yaourts et fromages doivent être mangés avec une grande modération.

On peut faire maigrir sans risque un carbonique en lui interdisant, pendant quelques semaines, tout lait ou aliment lacté. En fonction de la chute pondérale obtenue, on les réintégrera ensuite dans l'alimentation. Le bouilli lui convient moins que le rôti, et il digérera mal un bon pot-au-feu.

Il faut sans cesse discuter avec lui à ce propos. **La «nouvelle cuisine» qui ne le séduit guère est pourtant mieux adaptée à sa santé.**

Il supporte mal les vins trop riches comme les bourgognes ou les vins un peu acides comme les beaujolais ou les petits vins de pays. **Les bordeaux, les cahors sont mieux adaptés à son état. Les vins blancs, s'ils ne sont pas trop bouquetés, le drainent agréablement.**

Ses eaux de boisson doivent être peu minéralisées. Volvic, Évian, Perrier sont sa triade de santé.

Certains aliments en stimulant les éliminations et en comblant certaines carences énergétiques l'aideront à évoluer correctement.

Aliments convenant au carbonique :

Viande	Bœuf, veau, agneau, poulet, lapin
Légumes	Carotte, betterave, tomate, laitue, endive, oignon, haricots verts
Œuf	Oui
Fromages	Gruyère, port-salut, cantal (en petites quantités)
Fruits	Pamplemousse, citron, orange, mandarine, ananas

Au fur et à mesure qu'il avance en âge, le carbonique a tendance à abuser du sucre et des aliments sucrés, retrouvant là la tendance de son enfance.

A retenir, les deux ennemis du carbonique :

— le sucre,

— le lait.

NOTRE CONSEIL
il conviendra donc de le freiner et, chez les carboniques âgés, il faut s'assurer que le régime contienne surtout suffisamment de protéines animales et de vitamines naturelles.

• Diététique de la constitution phosphorique

On peut naître phosphorique. Le plus souvent on le devient aux alentours de la puberté ou de l'adolescence à partir du carbonique. L'amaigrissement signe le passage au phosphore.

On peut rester phosphorique toute l'existence. Souvent également l'alourdissement de la silhouette témoigne de la prédominance retrouvée du carbone.

Toute l'histoire du phosphorique est marquée du sceau de la combustion exagérée, trop ardente, trop vive. PHOSPHORUS, comme le phosphore, brûle haut, clair, mais peu de temps. Le phosphorique démarre très sec mais s'épuise rapidement. Il court vite mais peu longtemps. Le phosphorique a besoin de beaucoup d'oxygène. Ses exercices physiques, il devra toujours les pratiquer au grand air, pas en salle fermée. Et il faudra lui apprendre la lenteur, l'endurance.

Au plan alimentaire, **son risque est la déminéralisation.** Il a besoin de beaucoup de sels minéraux pour sa croissance qui est rapide, pour ses métabolismes, parce qu'il les perd.

Le désir de sel, si marqué, presque caricatural, le vif appétit témoignent du besoin d'un organisme qui, inconsciemment, sent bien qu'il lui manque toujours quelque chose.

NOTRE CONSEIL
Il faut donc veiller à donner au phosphorique, surtout lorsqu'il est jeune, en pleine croissance, les éléments minéraux qui lui conviennent.

— Le phosphorique a **besoin d'aliments lactés**. Le lait doit être réservé au petit enfant qui le digère bien et parfois au grand vieillard pour qui c'est souvent le seul aliment qui passe.

Au lait, je préfère souvent les fromages, les yaourts, où le lait déjà préfermenté est infiniment plus digeste. Le phosphorique assimile très bien tous les fromages et, comme il brûle énergiquement, son cholestérol ne monte pas ou rarement.

Je préconise souvent la cure de port-salut, 50 g par jour. Ce fromage n'est pas trop riche en calories, moins que le gruyère : 379 pour 100 g. Il contient peu de corps gras, mais il contient beaucoup plus de calcium (600 mg pour 100 g), du phosphore (770 mg), du magnésium.

Un yaourt par jour me paraît être une excellente recommandation. Le yaourt — malheureusement trop souvent industriel — est un bon aliment. Loin d'être déminéralisant comme certains le croient, il apporte des protides et des sels calcaires dont l'organisme du phosphorique a bien besoin.

Un yaourt chaque matin et vous verrez au bout de quelques mois disparaître les taches blanches qui manquent les ongles de CALCAREA PHOSPHORICA et surtout de SILICEA.

AVERTISSEMENT
Il ne faut évidemment pas tomber dans un excès inverse. Trop d'aliments lactés, trop de calcium finiraient par engendrer des risques de lithiase, au niveau des reins en particulier.

— **Le poisson** est également un aliment qui convient bien au phosphorique plus âgé. Il est sûrement moins riche en calcium et en phosphore que le fromage. Mais **il contient tous les oligo-éléments venus de la mer** dont justement le phosphorique est avide.

Je rappellerai à ce propos l'intérêt de prescrire au jeune tuberculinique en début d'hiver 1 à 2 cuillerées à café d'huile de foie de morue, comme le faisaient nos grand-mères, pendant tous les mois sans soleil. Cette cure est utile au carbonique et au fluorique, mais surtout au phosphorique.

Aliments convenant au phosphorique :

Viande	Cheval, porc maigre
Légumes	Légumes secs, carotte, choucroute, cresson, endive, bettes, céleri-rave, choux, poireau, épinard, haricot vert
Fruits	Cassis, figue, framboise, mandarine, orange, mûre, amande sèche, noisette
Lait et fromage	Lait, port-salut, gruyère, hollande, parmesan, roquefort Chocolat en petite quantité
Poisson	Sole, merlan, saumon, thon, caviar, moules, huîtres

AVERTISSEMENT
Se méfier des aliments trop froids. Le phosphorique est attiré par des glaces par exemple, par les boissons glacées ; elles ne lui réussissent pas et provoquent chez lui de douloureux dérangements intestinaux.

Et puis, il y a tout de même ce désir de sel et d'aliments salés très caractéristique du phosphorique, comme du tuberculinique d'ailleurs.

Il faut s'en méfier, car cela peut conduire à des abus. Une alimentation trop salée finit par altérer le fonctionnement du rein, gêner la diurèse.

AVERTISSEMENT
Le phosphorique en général mange trop salé et on sait la corrélation qui existe entre montée tensionnelle et consommation de sel.

Il faut donc freiner le sel, ce qui d'ailleurs se fera d'autant plus facilement qu'on aura prévu une alimentation suffisamment minéralisée.

• **Diététique du fluorique**

Le fluorique est par essence instable ou génial. L'hyperlaxité ligamentaire correspond à une sorte «d'hyperlaxité psychologique» se traduisant par des difficultés d'attention, une remise en cause des situations acquises tout à fait caractéristique.

L'enfant fluorique suit mal la classe, est irrégulier dans ses résultats scolaires. Tantôt il est premier, tantôt il est dernier. L'arithmétique et toute la mathématique lui sont d'un accès difficile. L'adulte, lui change de place, casse des situations bien acquises, divorce facilement.

— Sur le plan alimentaire, un premier combat est à livrer. Le fluorique est sans cesse attiré par les choses nocives, qui lui font mal. Ce sera par exemple l'alcool, sous toutes ses formes. **Désir de vin, désir de bière, désir d'alcool sont la marque des grands fluoriques.** Il faut alors savoir user de NUX, d'ARGENTUM NITRICUM, de KALIUM BICHROMIUM, de LUESINUM pour faciliter la désintoxication.

— Une deuxième déviance est **le goût pour les mets trop épicés**. Le fluorique répand *larga manu* poivre et autres épices sur les aliments. Les poivrons, les piments ornent ses plats favoris alors qu'il aurait besoin d'une nourriture douce et apaisante. C'est un amateur de gibier, de viandes marinées, faisandées. Orientez-le plutôt vers le veau et le blanc de poulet qui lui conviennent mieux.

— **Le sucré l'attire également, surtout quand il lui est interdit.** Soigner un diabétique fluorique n'est pas une mince affaire. D'ailleurs, quelle que soit l'affection en cause, celui qui suit le moins bien son régime, c'est le fluorique.

Plus que le sucre nature ou simplement incorporé aux bonnes vieilles confitures, c'est un sucre tarabiscoté, travaillé, qu'il préfère. À lui les bonbons aux saveurs rares, les pâtisseries au goût exotique, les liqueurs douceâtres. Le sucre dans le cognac ou la mirabelle, c'est lui ! Pas toujours, mais souvent.

Il affectionne en particulier **le chocolat** sous toutes ses formes : au lait, amer, à la menthe, en friandises. Cela dope son côté dépressif et satisfait son oralité. Le fluorique croque force tablettes le soir devant sa télé.

— En revanche, **il ne mange pas assez de légumes verts, de crudités, de fruits frais.** Il ne les aime pas. À vous de lui en expliquer les avantages.

Tous ces aliments contiennent du fluor à doses infimes qui favorise les métabolismes minéraux du fluorique.

AVERTISSEMENT
Attention aux doses importantes de fluor. La fluorisation des eaux de boisson, des dentifrices ne convient pas au fluorique, hypersensible à ce métalloïde. Trop de fluor accentue les défauts de la constitution.

Aliments convenant au fluorique :

Viande	Veau, poulet, lapin
Poissons	Morue, sardine, thon
Légumes	Tous les légumes verts, pomme de terre
Lait et dérivés	Yaourt, chèvre, hollande, fromage blanc
Œuf	Oui
Fruits	Pamplemousse, citron, banane, poire, pomme

❑ Diététique selon la diathèse

La diathèse se greffe sur la constitution, certains types constitutionnels favorisant le développement de certaines diathèses plutôt que d'autres.

C'est ainsi que le carbonique sert plus volontiers la psore et la sycose, le phosphorique va au tuberculinisme qui lui même évoluera dans la deuxième moitié de la vie vers la psore. Enfin, le fluorisme féconde la luèse.

On comprend donc que les recommandations diététiques avancées pour les constitutions vont se retrouver aux diathèses, ce d'autant plus que la diathèse représente déjà un stade de décompensation pathologique par rapport à une constitution, qui, au départ, sous-tend la bonne santé.

• Diététique du sycotique

La prise de poids apparaît, sans changement alimentaire.

Quelqu'un vous dit : «c'est extraordinaire, j'ai pris deux kilos que je n'arrive pas à perdre et pourtant je n'ai absolument pas changé mon régime alimentaire».

Celui-là est sûrement un sycotique.

— Tout d'abord, **il faut drainer les reins, boire beaucoup d'une eau légère, peu salée,** Volvic ou Évian, avec de temps à autre une petite cure d'une dizaine de jours d'un grand verre d'une eau nettement diurétique comme Vittel ou Contrex. **Des vins légers acidulés,** type beaujolais, ou vins de pays, conviennent bien. Choisir des rouges, car les blancs ne conviennent pas, bizarrement, au sycotique. Dans le même esprit, **veiller à ne pas trop saler l'alimentation.** Le sycotique, lui aussi, a la salière un peu lourde.

— La sycose implique des éliminations ralenties, il faut donc **prévoir une alimentation légère et non toxique**. Nous avons remarqué que, bien souvent, le sycotique a une uricémie trop élevée. Cela ne peut qu'aggraver les douleurs hydrogénoïdes des arthrosiques. Il faut donc **éliminer les aliments riches en purines :** triperie, abats, gibier, fromages très fermentés, bière, bourgogne, porto. Les purines du chocolat, du thé, du café n'entrent sans doute pas dans le cycle uricogène. Il faut toutefois s'en méfier, principalement du thé dont THUYA et SELENIUM sont de grands consommateurs.

— **Prévoir un très bon apport de fibres végétales pour bien drainer l'intestin.** Tous les légumes verts conviennent, hors les choux qui sont mal supportés. Cet apport de fibres combat la constipation, régularise le cadre colique et exerce un effet protecteur contre un éventuel cancer colique dont le risque est réel. Éviter les légumes secs, le sycotique étant facilement flatulent.

— En fait, la diététique du sycotique prévoira **peu de viande, mais du poisson, peu de sel, peu de sucre industriel, mais du miel, des fromages en quantité modérée,** de même que les œufs.

— L'addition de certains légumes et fruits permet un drainage spécifié.

→ Drainage du rein :
Poireau, asperge, carotte, cerfeuil, fenouil, fève, haricot vert, cerise, cassis, fraise, poire, pomme, raisin.

→ Drainage du foie :
Artichaut (pas le fond), betterave rouge, carotte, céleri rave et en feuille, endive, pissenlit, radis, olive, citron, groseille à maquereau, pamplemousse, raisin.

→ Drainage de l'intestin :
Courge, melon, poireau, navet, rutabaga, pruneau, figue, myrtille, poire, groseille, pêche, pomme, raisin, rhubarbe.

→ Drainage immuno-stimulant :
Tous les aliments riches en vitamine C naturelle et en oligo-éléments : *chou, cresson, oignon, radis, carotte, céleri, orange, pamplemousse, citron, cynorrhodon, myrtille, airelle.*

→ Enfin, en cas de problème d'arthrose :
il sera bon de prévoir un drainage articulaire avec *cassis, citron, fraise, radis, tomate.*

• Diététique du luétique

Il faut certes, comme pour le sycotique, drainer le foie et surtout les reins. Il faut sûrement **resteindre le sel, facteur d'hypertension artérielle.**

La chasse aux graisses animales sera engagée. Beurre, charcuterie, viandes trop grasses seront éliminées. Cholestérol et triglycérides seront suivis avec attention.

La propension à l'alcool, au tabac sera combattue. Le luétique, redoutant la nuit tend à abuser des somnifères, des tranquilisants. Il faudra y veiller.

Mais ce qui compte surtout, c'est d'**assurer un bon drainage vasculaire par un choix judicieux de légumes et de fruits.**

— Cela se fera par ces aliments à type végétarien qui conviennent bien :
Légumes : carotte, tomate, aubergine.
Fruits : cassis, fraise, cerise, raisin, pomme, abricot, orange, mandarine.
On les prescrira de temps à autre en cure de désintoxication.

• Diététique du tuberculinique

Tuberculinisme et constitution phosphorique sont étroitement intriqués.

Chez l'un comme chez l'autre, on retrouve l'appétit excessif n'empêchant pas l'amaigrissement et signant l'hyperthyroïdisme, le désir de sel et d'aliments salés, l'attrait pour le lait, les laitages, les fromages nécessaires à la bonne minéralisation.

Les recommandations données au phosphorique s'appliquent évidemment pleinement au tuberculinique. Là aussi **la consommation du sel doit être surveillée.**

Mais il y a plusieurs points particuliers sur lesquels il convient d'attirer l'attention.

— Il faut d'abord **veiller à la bonne régulation de la thyroïde**. Il ne s'agit pas de la stimuler, puisqu'elle a tendance spontanément à être en état d'hyperthyroïdie. Mais **certains aliments qui apportent de l'iode** à très faible dose auront une action régulatrice rappelant celle de notre grand polychreste IODUM.

Ces aliments viennent évidemment de la mer. Ce sont tous les poissons, les coquillages, les huîtres, les crustacés qui seront consommés régulièrement mais avec modération. L'hiver, une consommation régulière d'huîtres renforcera les défenses de notre tuberculinique, en se méfiant évidemment du risque de salmonellose.

— Ensuite, il faut assurer un drainage pulmonaire énergique. Certains légumes et fruits y pourvoiront :
Légumes et herbes : ail, oignon, échalote, chou rouge, cresson, laitue, navet, radis, sauge, thym, romarin.
Fruits : datte, fraise, raisin, figue sèche, raisin sec.

— Un dernier drainage nous parait nécessaire, **celui assurant la régulation du système nerveux central.**

Le tuberculinique est un hypernerveux, écorché vif qui ne demande à être ni ahuri, ni abruti, mais dont il faut **fortifier les défenses nerveuses. L'alimentation riche en phosphore** prévue pour le phosphorique y pourvoira déjà.

Il faudra également se méfier de tous les excitants, surtout le café dont le tuberculinique est friand.

Mais certains aliments seront intéressants à incorporer à sa ration alimentaire.

— Les aliments régulant le système nerveux du tuberculinique seront les *asperge, aubergine, flocon d'avoine, laitue, chicorée, navet, oignon, abricot, amande, châtaigne, mandarine, poire, pommes, miel (de tilleul) et les infusions de lavande et mélisse.*

• Diététique du psorique

Vie trop sédentaire, alimentation trop riche, plus précisément en sucre, sont parmi les causes les plus fréquemment citées de la décompensation psorique. Et là, nous nous devons d'intervenir. Cela nous amène, dès que nous nous trouvons en face de la psore, à donner à nos patients des directives précises.

En l'occurrence, chez tous les psoriques, **il faut veiller à modérer la consommation de sucre** et de nourritures sucrées, ce qui n'est pas aisé dans une civilisation de consommation qui privilégie la saveur sucrée.

Nous serons d'ailleurs d'autant confortés dans cette attitude restrictive que bien souvent cette psore coïncide soit avec un pré-diabète avec perturbation de la courbe d'hyperglycémie provoquée, soit avec un diabète floride franchement déclaré.

— Le psorique doit donc être freiné dans sa consommation sucrée. Au départ, **il faut l'aider d'édulcorants de synthèse**. Mais à mon avis, l'idéal est de désinsérer le psorique de la saveur sucrée, car les sucres synthétiques me paraissent devoir être éliminés d'une alimentation normale.

— Sur un plan plus général, **le psorique a tendance à manger trop**. Lycopodium a vif appétit, même s'il est rassasié au bout de quelques bouchées. Petroleum se relève la nuit pour manger. Psorinum se soutient en mangeant et croit triompher de sa faiblesse en se gavant, alors qu'il ne fait qu'accroître son intoxication.

Il faudra donc là encore intervenir en rappelant des règles d'hygiène alimentaire de bon sens d'autant plus importantes ici que, s'il y a bien quelqu'un qui «creuse sa tombe avec ses dents», c'est le sporique.

— **Ne pas manger trop, prévoir des repas légers.** Diminuer la viande, le pain, les farineux, peu d'œufs, augmenter les crudités, les légumes verts, les fruits en évitant ceux trop sucrés comme les pêches, les poires, les raisins, choisir des yaourts et des fromages maigres, boire beaucoup d'eau, telles seront les recommandations que nous ferons à tous nos psoriques.

Il faut d'abord éviter l'intoxication alimentaire, et puis désintoxiquer.

— Dans le régime du psorique, nous prévoirons des drainages foie, rein, intestin.

Mais la peau qui est un émonctoire essentiel de la psore mérite une considération tout à fait particulière.

— Il faudra sûrement **éviter les aliments dits allergisants** qui, en favorisant la libération d'histamine, sensibilisent la peau déjà fragile du psorique et favorise l'apparition et l'extension d'urticaires et d'eczémas.

→ *Les œufs, le chocolat, les fraises, les crustacés et coquillages, et même souvent le poisson* ne conviennent pas au psorique.

— D'autres aliments en revanche, en assurant un drainage de la peau, fortifieront cette barrière émonctorielle et conviendront bien.

❏ Diététique selon le tempérament

Il convient d'introduire dans cette étude notre troisième paramètre : le tempérament.

L'étude des tempéraments nous fournit une caractérologie précieuse, nous permettant de comprendre le lien qui unit la mentalité de certains de nos polychrestes en nous assurant du soubassement physiologique déjà bien cerné par la constitution et la diathèse.

Il y a quatre tempéraments :

— le sanguin, catégorie qui intègre AURUM, LACHESIS par exemple. Ce sont des vasculaires ;

— le bilieux, insuffisant hépato-rénal à tendance mélancolique ; LYCOPODIUM, SEPIA s'y rattachent ;

— le nerveux, instable, agité : ARGENTUM NITRICUM, IGNATIA ;

— le lymphatique enfin où les réactions sont ralenties, où la nonchalance et la lenteur s'installent. GRAPHITES en est un bon exemple, BARYTA, NUX MOSCHATA également.

Étude d'une diététique en fonction du tempérament

Sanguin	Pas trop de viande, peu d'aliments forts, d'épices, de sucre, d'alcool, de pain, modérer l'appétit
Lymphatique	Nourriture substantielle sèche et aromatique. Éviter charcuteries, graisses, sauces, farineux, lait, bière, condiments.
Nerveux	Régime varié, sapide, repas petits et fréquents. Ni alcool, ni thé, ni café, mais beaucoup d'eau
Bilieux	Petits repas fréquents, beaucoup de fruits, peu de viande, d'œufs, de lait. Éviter sucre, porc, gibier.

MES SIX «TROP GROS» HOMÉOPATHIQUES

Pour moi, médecin homéopathe, il est facile de comprendre pourquoi vous êtes trop gros. Cela dépend, comme je vous l'ai dit, de votre terrain et plus précisément de votre constitution.

En homéopathie, nous avons l'habitude de définir et de désigner un patient, une personne par ce remède, dont il présente les caractéristiques trouvées lors de notre expérimentation sur l'homme sain. De ce fait, par le jeu même de la loi du Semblable, ce remède sera celui qui lui convient, car capable d'effacer ses troubles et de le transformer en profondeur, donc de le guérir.

C'est ainsi que d'une femme d'humeur mélancolique, au teint bistre, souffrant de psores multiples, nous dirons que c'est une SEPIA.

De même, cette femme à la ménopause volcanique, accablée de bouffées de chaleur, volubile et parlant sans cesse, toujours à la recherche d'air frais, sera une LACHESIS.

Ainsi, nous avons des remèdes qui définissent certaines formes de surcharge pondérale. Elles nous permettent de comprendre vos caractéristiques et alors de redresser certaines diététiques, en modifiant profondément votre structure énergétique, afin de vous éviter de regrossir.

Nous définissons 6 types de personnes trop grosses :

— 4 mangent trop et mal : CALCAREA CARBONICA, SULFUR, GRAPHITES, LYCOPODIUM.
— 2 retiennent l'eau dans leurs tissus : THUYA, NATRUM SULFURICUM.

❑ Vous êtes «trop gros» type CALCAREA CARBONICA

Le remède homéopathique CALCAREA CARBONICA est préparé à partir de la nacre qui tapisse l'intérieur de la coquille de l'huître. C'est la même nacre qui est la matière noble des merveilleuses perles fines. C'est dire le caractère précieux de ce grand médicament. Il apporte avec lui tous les éléments de l'océan. **C'est un des plus importants remèdes de notre arsenal thérapeutique.**

Vous reconnaîtrez que vous êtes CALCAREA CARBONICA si :

— Vous êtes évidemment trop gros. Vous prenez du poids très facilement. En revanche, vous êtes un des plus difficiles à faire maigrir. Petit, vous étiez déjà rebondi, bourré de cellulite et vous étiez considéré comme un «beau» nourrisson : le bébé «bibendum».

— Vous êtes de taille moyenne, plutôt petit, trapu, costaud, solide. Vous êtes assez frileux et vous aimez bien être couvert, surtout la nuit.

— Vous n'aimez pas tellement le sport. Vous détestez bouger beaucoup ou rapidement. Seule la natation vous plaît, à la rigueur la bicyclette.

— Votre teint est pâle, blanchâtre. Vous bronzez difficilement et d'ailleurs vous n'aimez pas le soleil.

— En revanche, vous transpirez facilement, au moindre exercice, la nuit, surtout du front et de la tête. CALCAREA CARBONICA mouille son oreiller.

— Sur le plan psychique, vous êtes réfléchi, attentif, persévérant. Par un effort méthodique et prolongé, vous arrivez à ce que vous voulez. Votre sommeil est régulier, profond, reposant.

— Vous aimez la logique, les maths, les échecs, les mots croisés.

— Mais vous mangez beaucoup trop. Vous êtes attiré par des choses lourdes, indigestes et surtout par le lait, les laitages, les fromages, surtout s'ils sont gras, bien fermentés. En fait, vous mangez beaucoup trop de fromages, et c'est cela qu'il faut supprimer en 1er lieu, si vous voulez maigrir.

Impossible de faire maigrir CALCAREA CARBONICA si on ne lui supprime pas le lait et le fromage.

Exemple :
Anne-Marie, 30 ans, jeune mère de famille de 2 enfants, est une carbonique de toute beauté, correspondant tout à fait à CALCAREA CARBONICA.

Elle est large, trapue, solide, aux articulations robustes. Elle pèse 65 kg pour 1,58 m. Prise de poids surtout après la 2e grossesse il y a 4 ans.

Discret prédiabète. Tendance à l'arthrose.

Je lui prescris :

Tous les jours en 4 CH ANTIMONIUM CRUDUM pour freiner son appétit, NUX VOMICA pour drainer son foie, ses reins. Et tous les jours des doses de CALCAREA CARBONICA en 9 CH.
Je conseille une diététique amincissante en supprimant soigneusement lait et fromage.
En 2 mois, Anne-Marie perdra 5 kg et les 2 mois suivants 3 kg.

❑ Vous êtes «trop gros» type SULFUR

Le soufre, dilué et dynamisé, SULFUR, est un très grand remède homéopathique. Il commande les combustions du corps humain. Comme l'écrivait Paracelse, il est le feu du corps, il règle nos éliminations toxiniques et purifie notre organisme.

Vous êtes SULFUR si :

— Trop gros sûrement et bedonnant, vous accumulez les kilos en trop, au fil des mois. Petit, vous étiez plutôt mince (c'est à partir du mariage que SULFUR grossit).

— Vous pouvez être de taille moyenne, mais en général vous êtes assez grand, plus grand en tout cas que CALCAREA CARBONICA, musclé, bien charpenté.

— Vous êtes bon sportif, mais vous préférez les sports de plein air, le tennis, le foot, les sports d'équipe. En revanche, vous détestez l'eau et la natation.

— Votre teint est coloré. Vous vous congestionnez. Vos oreilles sont très rouges, voire écarlates, brûlantes (on repère SULFUR à ses oreilles).

— Vous transpirez peu et votre peau est souvent victime d'urticaire, d'eczéma. Vous êtes allergique, ça vous gratte et vous brûle. La nuit, vos pieds sont brûlants et vous aimez les sortir du lit.

— Sur le plan psychique, vous êtes raisonneur, coupeur de cheveux en quatre. Vous aimez refaire le monde mais vous vous fatiguez et vous vous découragez rapidement.

— Vous aimez la lecture, la philosophie, la politique, les jeux de cartes et les compétitions.

— Vous aussi, vous mangez trop. La charcuterie, le bon vin vous attirent. Mais c'est surtout le sucre, votre péché mignon. À vous miel, confitures, pâtisseries et gâteaux secs que vous grignotez allègrement pour dissiper votre petit creux de onze heures du matin.

Pour maigrir, il vous faudra sucrer peu, éviter les édulcorants synthétiques, apprendre à vivre sans autre saveur sucrée que celle apportée par les savoureux fruits mûrs. Restreignez également le gras et l'alcool.

Exemple :
Josette L., 48 ans, est une femme bien en chair ; cela la navre mais fait le bonheur de son époux. Pour 1,65 m, elle pèse 70 kilos et, malgré tous les régimes suivis, elle n'arrive pas à les perdre.

Le teint de Josette est fort coloré. Bien que n'étant pas encore ménopausée, elle se congestionne facilement.

Elle déteste la chaleur. Ses pieds surtout sont brûlants. La nuit, elle les met hors du lit pour les rafraîchir. Elle adore le sucre et tout ce qui est sucré. Elle fait facilement de l'eczéma qu'elle baptise d'ailleurs «allergie».

Nous sommes là tout à fait dans le domaine d'action de SULFUR. Les sujets SULFUR maigrissent toujours difficilement.

Il lui faut donc un traitement énergique et nous lui prescrivons :
— le matin, 50 gouttes de LAMINIA TM, à base d'algues pour stimuler la thyroïde ;
— le soir, 50 gouttes de PILOSELLA TM ;
— à midi, 9 granules ANACARDIUM 5 CH pour freiner l'appétit ;
— au dîner, 3 granules ANTIMONIUM CRUDUM 4 CH qui la désintoxiquera ;
— enfin, tous les 10 jours, 1 dose SULFUR 7 CH.

Nous supprimons le sucre et tous les aliments très sucrés (miel, confiture, chocolat, patisseries).

En 2 mois, Josette perdra 5 kilos. Encouragée, elle se confie totalement à l'homéopathie.

Cela fait maintenant 5 ans que je la suis. Elle aborde le cap de la ménopause. C'est maintenant une superbe femme de 60 kilos qui a perdu son teint congestif, ses eczémas et dont le mari est toujours très amoureux.

❑ Vous êtes «trop gros» type GRAPHITES

GRAPHITES est un minerai constitué de carbone à l'état presque pur. C'est la mine de plomb. On l'utilisait autrefois à Venise pour polir les beaux miroirs, spécialités de la ville, ce qui déclenchait chez les ouvriers de pénibles eczémas aux mains. C'est à partir de cette première observation de maladie professionnelle qu'Hahnemann expérimenta GRAPHITES et en fit le grand médicament que nous employons quotidiennement.

Si vous êtes GRAPHITES :

— Vous prenez du poids lentement mais sûrement, au fil des mois, au fil des ans. Un jour vous découvrez brusquement que vous êtes beaucoup trop volumineux. Mais les kilos en trop, vous allez mettre très longtemps à les reperdre. Donc apprenez à vous peser régulièrement et surveillez-vous très tôt .

— Vous êtes de bonne taille, plutôt rond que trapu. Bras et cuisses sont bien enrobés, vous êtes très frileux et recherchez la chaleur.

—Vous avez horreur du sport. Vous appartenez au tempérament lymphatique d'Hippocrate. Vous n'aimez ni qu'on vous bouscule, ni qu'on change vos habitudes.

— Votre teint est pâle, un tantinet jaunâtre, mais le soleil vous convient et vous bronzez agréablement. Vous aimez vous dorer sur la plage, faire le lézard.

— Vous êtes facilement moite, surtout au niveau des mains ou des pieds. Vous êtes souvent victime, comme Sulfur, d'eczéma. De dartres. Le petit enfant trop gros eczémateux, allergique, atopique, est en général GRAPHITES et nous le traitons avec des alternances de ce remède et de CALCAREA CARBONICA, qui sont complémentaires.

— Sur le plan psychique, vous êtes un peu paresseux. Vous avez du mal à fixer votre attention mais vous êtes courageux et tenace. Quand vous avez décidé quelque chose, par exemple de maigrir, vous allez jusqu'au bout de votre démarche. Et puis vous êtes fidèle, dans vos amours comme dans vos détestations.

— Vous aimez la littérature, la poésie, les beaux-arts, la musique, la peinture.

— Mais hélas, en matière alimentaire vous perdez votre sens artistique. Vous êtes glouton, attiré par tout ce qui est lourd, bourratif, surtout le gras : beurre, huiles, charcuterie. Dans le jambon, c'est vous qui mangez le gras que les autres laissent. Vous aimez aussi le pain et les sucreries. Mais c'est surtout tout ce qui est gras qu'il va falloir supprimer de votre régime.

Exemple :
M. F.L., 40 ans, célibataire, postier, se trouve trop gros. Le médecin de l'administration lui conseille vivement de maigrir : il mesure 1 m 60 et pèse 80 kilos. Nous sommes à la limite de l'obésité.

A l'examen, M. F.L. nous apparaît gras et mou, au teint blanchâtre rappelant un peu celui de CALCAREA CARBONICA.

Il est frileux et arrive bien couvert, quoique nous soyons en mai.

Sa peau ne fait pas très saine car elle marquée de différentes plaques d'eczéma : petit eczéma suintant à la lisière du cuir chevelu et derrière les oreilles, eczéma sec au niveau de différents plus de flexion articulaire.

M. F.L. n'est pas gras «à lécher les murs». Il a un vif appétit et est fâcheusement attiré par les nourritures lourdes et robotatives. Sa gloutonnerie le rapproche d'un autre remède qui lui est un bon complémentaire, ANTIMONIUM CRUDUM.

Son moral n'est pas fameux. Il est facilement triste, fatigué. Écouter de la musique le fait pleurer. L'exercice physique ne l'attire guère. Il est beaucoup trop sédentaire.

Nous lui prescrivons pour pour 2 mois :
— FUCUS T.M. 1 flacon de 125 ml, pour stimuler sa thyroïde un tantinet paresseuse.
— ANTIMONIUM CRUDUM 4 CH, 4 granules par jour, pour freiner son appétit et faciliter ses digestions.
— GRAPHITES 9 CH, 1 dose globule tous les 10 jours.
Nous associons à ce traitement une **diététique restrictive en supprimant bière et aliment gras.**

Nous obtenons une perte de poids douce, régulière, non dangereuse, de 500 g par semaine. En 2 mois, perte de 2 kilos, en 4 mois, perte de 4 kilos. L'amincissement sera stabilisé puis reprendra en associant à GRAPHITES les grands remèdes de la diathèse psorique : PSORINUM, CALCAREA CARBONICA, LYCOPODIUM.

❑ Vous êtes «trop gros» type LYCOPODIUM

Le lycopode est une petite mousse dont on utilisait autrefois les spores pour enrober les pilules. C'était le type même de la substance inactive. Hahnmann a su, par le jeu simultané de la dilution et de la dynamisation, en extraire un remède énergétique de la plus haute importance.

Vous détecterez votre besoin en LYPOCODIUM si :

— La taille importe peu chez vous. Vous pouvez être petit, grand ou moyen.

Ce qui compte, c'est la localisation de l'embonpoint. Tout se passe chez vous au niveau du ventre, qui est enrobé, lourd, pointant en avant. Vous êtes le type même de l'obésité androïde dont sont victimes les hommes. Du haut, visage, thorax, vous êtes à peu près normal, parfois même émacié. Votre problème commence à partir de la ceinture. Tout le volume se porte en avant sur le ventre, un peu comme une femme enceinte.

— Enfant, adolescent, vous étiez mince, à l'aspect un peu vieillot. Votre poids, vous le prenez à partir de la trentaine. Parallèlement d'ailleurs, vous devenez frileux, ce qui indique une baisse de votre énergie vitale.

— Vous aimez bien le sport. Mais ce seront plutôt des sports d'endurance, pratiqués en solitaire. Le jogging à travers les bois vous convient. Le cheval, le vélo également.

— Votre teint est jaune. Vous êtes un hépatique, toujours plus ou moins ennuyé par votre foie, facilement barbouillé, facilement migraineux avec une nette préférence pour le côté droit.

— Votre peau est sèche. Votre main est sèche et chaude. Vous appartenez au tempérament bilieux d'Hippocrate.

— Sur le plan psychologique, vous êtes autoritaire et coléreux, parfois très violent. Vous aimez occuper une position éminente. Vous êtes un chef mais, à moins d'être soigné par l'homéopathie, vous vieillissez mal. Vous sentez vos forces physiques et intellectuelles vous abandonner. Cela vous plonge dans une profonde mélancolie.

— Vous aussi vous aimez les choses logiques. Vous excellez en mathématiques et en philosophie. En revanche, votre mémoire est un problème. Elle est mauvaise : l'apprentissage des langues est difficile. Vous oubliez les noms propres.

— Votre appétit est tout à fait capricieux. Parfois, vous avez très faim. Vous vous levez, même la nuit, pour ouvrir le réfrigérateur et manger. Mais vous avez également les yeux plus grands que le ventre. À table, vous vous servez copieusement, mais, à peine avalées quelques bouchées, vous calez ; le sucré vous attire particulièrement, tout comme SULFUR dont vous partagez le destin de psorique. Pour faire fondre votre ventre, supprimez sans pitié sucre nature, miel, confitures, bonbons, chocolat, boissons sucrées.

❑ Vous êtes «trop gros» type THUYA

Le thuya est un bel arbre, qui, comme le sapin, appartient à la famille des conifères. Très ornemental, on le rencontre dans bien des parcs et des jardins. Réputé conférer l'immortalité, les anciens l'appelaient «arbre de vie». Lui aussi après dynamisation est un de nos plus grands remèdes homéopathiques. Il agit sur une diathèse que nous appelons sycose.

Si vous êtes THUYA :

— Votre excès de poids se dispose particulièrement autour de la taille, des fesses, des cuisses, en volumineux et disgracieux bourrelets de cellulite. THUYA est notre clé du traitement homéopathique de la cellulite. Cette répartition caractérise l'obésité gynoïde qui atteint électivement les femmes.

— Vous êtes de taille moyenne, plus ou moins frileux. Mais vous êtes très sensible à l'humidité. Le temps humide, la pluie déclenchent des douleurs rhumatismales et vous font gonfler, ce qui n'améliore pas votre poids.

— Vous aimez l'exercice physique, à faire en salle, la musculation, la gymnastique. Les «culturistes», les amateurs de «body-building» sont en général des THUYA qui s'ignorent.

— Votre teint est coloré, légèrement violacé. Vos lèvres sont franchement couleur lilas. Les ongles de vos doigts sont nettement cannelés et vous faites facilement des pellicules au niveau des cheveux.

— Votre peau est grasse, huileuse. Vous désespérez les esthéticiennes et ne savez quelle crème de soin adopter. Vous transpirez facilement aux aines, aux aisselles, et votre transpiration a une odeur forte, mal masquée par les déodorants : aussi, nous vous les déconseillons car ils bloquent vos éliminations cutanées.

— Vous êtes très facilement victimes de verrues, et, pour nous, les verrues sont le signe de THUYA, qui les guérit admirablement.

— Sur le plan psychique, vous vous tourmentez facilement pour rien. Vous êtes obsédé par les soucis quotidiens. Vous les ruminez la nuit. Ces soucis vous empêchent de vous endormir ou vous réveillent vers 4 heures du matin.

— Vous avez une excellente mémoire, une grande facilité pour les langues. Comme distractions, le scrabble, le bridge vous plaisent et vous y êtes imbattable.

— Enfin, triste particularité : **vous grossissez sans manger trop**. Votre appétit reste très modéré. Vous ne digérez ni les oignons, ni les échalotes. Un seul péché mignon : le thé . Mais cela ne vous fait pas grossir, si vous ne le sucrez pas.

En revanche, vous êtes THUYA si, pour une raison dont la cause apparente vous échappe, vous vous mettez à prendre du poids, 2, 3 ou 4 kilos, à votre grand désespoir.

On observe cela également lorsque vous arrêtez de fumer ou encore en début de prise de pilule contraceptive. Quelques doses de notre THUYA et tout rentrera dans l'ordre.

Exemple :
Mlle M.C., 25 ans, a pris récemment 3 kilos, sans avoir le moins du monde changé son régime alimentaire.

Mais depuis 6 mois, elle absorbe une pilule contraceptive ; c'est ce qui explique cette rapide prise de poids bien imméritée : l'absorption d'hormones fait grossir et déclenche ce que nous appelons, en homéopathie, une sycose, dont le remède est THUYA.

Mlle M.C. présente d'ailleurs de nombreux signes de ce remède : de gros bourrelets cellulitiques localisés aux fesses et aux cuisses, de nombreuses petites verrues brunâtres sur la poitrine, des cheveux très gras, une peau légèrement huileuse qui fait la fortune des esthéticiennes. Sur le plan digestif, elle boit beaucoup trop de thé et est facilement dérangée.

Il est évident que nous ne pouvons pas supprimer la contraception orale. Mais nous allons faire en sorte que Mlle C. retrouve sa ligne.

Nous lui prescrivons donc :

— tous les matins, 50 gouttes PILOSELLA TM pour drainer ses reins ;
— à midi, 3 granules NUX VOMICA 4 CH pour stimuler son foie ;
— au dîner, 1 ampoule IODARGYRITE D 8 qui activera sa thyroïde ;
— enfin, tous les 10 jours, nous alternerons 1 dose de THUYA 9 CH, son grand remède, avec une dose de NATRUM SULFURICUM 9 CH qui complète bien son action.

L'adjonction d'un régime raisonnable permet à Mlle C. de retrouver le bon poids.

❑ Vous êtes «trop gros» type NATRUM SULFURICUM

NATRUM SULFURICUM n'est pas autre chose que le sulfate de sodium, sulfate de soude, couramment utilisé en allopathie comme purgatif salin. Il a en effet la propriété de mobiliser l'eau dans la lumière intestinale et de déclencher ainsi un drainage énergique. En homéopathie, après dynamisation, **c'est le remède de tous les états où il y a rétention d'eau, gonflement, œdème.**

Voici les signes qui permettent de reconnaître si notre prescription de NATRUM SULFURICUM vous améliorera :

— Vous faites facilement de la rétention d'eau. Vous êtes gonflé, surtout le matin au réveil. Il y a un signe d'ailleurs facile à mettre en évidence. Si vous n'avez pas pris la précaution le soir d'ôter votre alliance ou vos bagues, le matin il vous sera impossible de les retirer tant vos doigts seront gonflés. Les femmes sont souvent victimes de ce gonflement matinal, augmenté avant les règles.

— Vous êtes étonnamment sensible à l'humidité, bien plus que THUYA. Très souvent, vos articulations sont douloureuses, rhumatisantes. Ces douleurs s'aggravent remarquablement dès que le temps vire à l'humidité, quand il va pleuvoir, et avant même qu'il ne pleuve. NATRUM SULFURICUM est un remède-baromètre, notre grenouille dans le bocal : il vous permet de prévoir la pluie en étant plus performant que la météo.

— Comme pour THUYA, l'excès de poids se dépose autour de la taille et des cuisses. Il forme de volumineux paquets de cellulite. Avec THUYA, NATRUM SULFURICUM est notre 2nd remède clé de la cellulite et de l'obésité gynoïde.

— Vous aimez les sports relativement violents. Le ski vous attire particulièrement, la natation pas du tout. Vous aimez conduire vite. Tout cela est source de traumatismes, avec séquelles pénibles, contre lesquelles NATRUM SULFURICUM agira bien.

— Vous avez le teint gris, une langue chargée, une peau moite, transpirant facilement, avec des verrues. THUYA et NATRUM SULFURICUM sont des remèdes voisins, complémentaires. Parfois, un eczéma se déclenche au printemps.

— Sur le plan psychique, vous êtes facilement cafardeux, mélancolique. Un rien vous blesse. La musique vous fait pleurer. Cette mélancolie s'aggrave quand le temps vire à la pluie. Corps et esprit marchent du même pas.

— Votre problème sur le plan du poids n'est pas tant de trop manger que de trop fixer l'eau. Votre appétit est raisonnable. Votre seul problème est d'aimer un peu trop les boissons glacées, ce qui bloque votre digestion. Mais compte tenu de votre tendance aux gonflements et aux œdèmes, vous devez supprimer le sel de votre alimentation. Le sel naturel des aliments est amplement suffisant pour vous assurer votre ration saline vitale. La saveur salée ne convient pas à NATRUM SULFURICUM. Éliminez aussi les aliments contenant trop de sel : coquillages, charcuterie, pain, fromages.

Exemple :
Le problème de Monique C. est de faire de la rétention d'eau. Elle a 35 ans, 3 enfants, ne prend aucun contraceptif puisqu'elle a un stérilet.

Depuis 2 à 3 ans, elle se plaint d'être toute «gonflée». Le matin, si elle oublie de retirer ses bagues au coucher, elle ne peut les retirer de ses doigts gonflés. Son visage est toujours légèrement enflé. Sa langue est chargée. Elle ne digère pas bien. Enfin, elle prend facilement 2 à 3 kilos avant les règles et ses seins deviennent durs et douloureux, preuve que ses ovaires sécrètent trop de follicules.

Plus curieux : elle a constaté qu'elle «gonfle» encore plus quand il pleut et même quand le temps vire à l'humidité.

Tout cela est très typique du remède homéopathique NATRUM SULFURICUM. C'est le médicament de ceux qui «gonflent» quand il pleut ou dont les «vieilles douleurs» se réveillent quand il va pleuvoir, leur permettant de prévoir le temps.

Nous lui recommandons :

— le matin, dans un grand verre d'eau, 50 gouttes TARAXACUM TM pour drainer foie et reins ;
— à midi, 3 granules DULCAMARA 4 CH ;
— au dîner, 3 granules ARANEA 4 CH pour appuyer notre NATRUM SULFURICUM ;
— à 17 heures, 1 ampoule REIN D 6 ;
— et tous les jours, 1 dose NATRUM SULFURICUM 9 CH.

Restriction en sel et alimentation lourde.

En 4 mois, les gonflements de Monique auront disparu et elle se déclare enchantée.

AVERTISSEMENT
Selon votre type, ainsi éclairé, il suffira de prendre à intervalle déterminé votre remède de base.
Par exemple un CALCAREA CARBONICA prendra ses doses de CALCAREA CARBONICA en 9 CH tous les 15 jours ou tous les mois.
Mais comme il s'agit de traitement de fond, pouvant modifier notablement votre personnalité, il est prudent de ne le faire que sur avis du médecin homéopathe.
Celui-ci d'ailleurs associera dans votre traitement des remèdes complémentaires pour éviter tout risque d'aggravation.

CHAPITRE 4

UNE DIÉTÉTIQUE HOMÉOPATHIQUE

L'homéopathie permet de traiter de manière efficace les différentes maladies. Mais elle peut également vous empêcher de tomber malade.

Or, vous le savez bien, la manière dont on s'alimente contribue beaucoup à votre équilibre physique, donc à votre santé.

C'est ainsi que s'est créée toute une diététique homéopathique, de façon à vous apprendre à vous nourrir en tenant compte de votre type, de vos tendances, de vos désirs, de vos aversions alimentaires.

Elle vous permettra de garder la ligne et un bon équilibre énergétique.

NOUS SOMMES CE QUE NOUS MANGEONS

Il est hors de question de vivre en bonne santé, de garder forme et ligne sans connaître des règles alimentaires de base, sans respecter une certaine discipline diététique.

Nous sommes ce que nous mangeons et la plus grande partie de notre énergie vitale provient des aliments que nous ingérons.

NOTRE CONSEIL
Pour arriver à des régimes équilibrés, vous devez comprendre que votre alimentation doit couvrir 2 types de besoins :
— d'une part, des besoins quantitatifs d'énergie, destinés à assurer le fonctionnement de vos muscles, de vos organes, de votre cerveau. C'est ce qu'exprime le terme de calorie.
— et d'autre part, des besoins qualitatifs, un certain nombre de substances devant être apportées par vos aliments pour reconstituer les cellules et les tissus de votre corps, qui se détruisent au fur et à mesure que vous vieillissez. C'est ce qu'on appelle les nutriments.

❑ Les calories

Nous avons un énorme besoin d'énergie, enfants, pour grandir, puis, adultes, pour nous entretenir, travailler, nous reproduire. Nous sommes une véritable machine énergétique fonctionnant avec une température centrale stabilisée aux alentours de 37°.

Ce besoin énergétique et la valeur énergétique de nos aliments s'exprime alors en terme de calories.

Ces calories définissent la quantité de chaleur, *calor* en latin, que peut libérer un certain poids d'aliment.

Cette chaleur représente l'énergie dont nous avons besoin quotidiennement pour exister.

Un Français moyen, adulte, de sexe masculin, consomme en moyenne chaque jour 2 500 calories. La femme a besoin de moins : 2 000 calories quotidiennes. Et même enceinte, elle n'a besoin d'augmenter que très modérément cette ration calorique, d'environ 150 calories par jour.

3 000 calories par jour sont nécessaires au travailleur de force, terrassier ou maçon.

Il existe de très nombreuses tables donnant le nombre de calories qu'apportent les différentes catégories d'aliments.

Certains aliments sont très riches en calories, comme la charcuterie, les glaces, les fritures, les pâtisseries. Ils font grossir.

NOUS RECOMMANDONS :

(parce que riches en énergie et pauvres en calories)

— Viandes : bœuf, veau, agneau, à griller ou à rôtir, poulets, pintade, dinde, lapin, jambon débarrassé du gras.
— Poissons frais, surgelés nature (en évitant les poissons trop gras comme le thon), crustacés et coquillages.
— Tous les légumes en limitant les petits pois, les salsifis, le fond d'artichaut riche en sucre.
— Œufs, si vous n'avez pas trop de cholestérol.
— La levure de bière, les germes de blé, les pousses de soja.
— Lait écrémé, yaourt à 0 % de matière grasse ou nature, fromages blanc à 0 % ou 20 %.
— Lait de soja.
— Fruits frais en quantité limitée, sauf bananes et figues. Compotes non sucrées, sorbets aux fruits frais.

— Beurre, huile d'olive en quantité très limitée. Ils sont riches en calories mais apportent des vitamines indispensables.
— Pain complet et biscottes en quantité limitée. Céréales de petit déjeuner.
— Vin léger, en quantité très modérée.
— Eau, thé, café, infusion de queues de cerises, jus de légumes. Éviter les boissons dites «light».

D'autres sont pauvres en calories comme la levure de bière, le poisson. Ils vous énergétisent sans vous faire grossir.

Et plutôt que de retenir les quantités de calories contenues dans les aliments qui peuvent se retrouver dans votre assiette, voici une liste des aliments que, a priori, nous vous recommandons ou au contraire que nous éliminons pour vous permettre de rester mince et svelte.

NOUS ÉVITONS :

(parce que riches en calories)

— Viandes grasses : porc, mouton, oie, canard.
— Abats : foie, ris de veau, tripes.
— Charcuteries sauf le jambon.
— Poissons gras : thon, saumon, anchois, hareng. Conserves de poisson à l'huile.
— Pommes de terre, pâtes, riz, quiches, pizza.
— Chips et frites : très riches en calories.
— Plats cuisinés surgelés.
— Lait entier, aromatisé, concentré sucré.
— Yaourts aux fruits.
— Fromages blancs nature. Fromages gras.
— Fruits en conserve. Fruits secs. Marrons. Olives. Noix. Noisettes. Noix de Cajou.
— Biscuits à apéritif et friandises.
— Chocolat sous toutes les formes.
— Mayonnaise, lard, saindoux.
— Croissants, brioche, toutes viennoiseries.
— Pâtisseries, gâteaux secs, bonbons, friandises, glaces crémées et crèmes glacées
— Sucre, miel, confitures.
— Apéritif, bière, cidre, soda, digestif.
— Infusion de menthe, verveine, camomille qui contrarient l'action du remède homéopathique.

❑ Les nutriments

Mais la connaissance du nombre de calories que vous apporte votre alimentation ne suffit pas à construire un régime équilibré capable de préserver votre santé.

Il faut également prendre en compte la composition de vos aliments et assurer une balance précise entre les nutriments (protides, lipides, glucides), représentant les éléments indispensables à votre équilibre énergétique, en sachant :

• d'une part qu'une ration alimentaire équilibrée doit comporter :

— 15 % de protides
— 30 % de lipides
— 55 % de glucides

• et d'autre part que :

— 1 g de protides = 4 calories
— 1 g de lipides = 9 calories
— 1 g de glucides = 4 calories.

Notez que l'alcool, qui n'est pas considéré comme un nutriment essentiel, est très riche en calories puisqu'1 g d'alcool pur = 9 calories.

• Le besoin en protides

L'apport protéinique doit représenter 15 % de l'apport total, nous l'avons vu. Cela représente 80 g de protéines par jour.

Cet apport est fondamental. En effet, les protéines ingérées sont en partie utilisées en étant brûlées pour produire de l'énergie. Mais elles sont aussi nécessaires à l'homme pour construire et renouveler ses propres tissus, ses propres organes, ses propres cellules.

En effet, notre corps est essentiellement formé de protéines dans l'édification desquelles entre un certain nombre d'acides aminés que notre organisme est incapable de synthétiser, et qui doivent donc être apportés par notre alimentation.

Ces acides aminés vitaux sont au nombre de huit : isoleucine, leucine, lysine, méthionine, phénylalanine, thréonine, tryptophane, valine.

Et c'est dans la mesure où les protéines que nous ingérons les contiennent qu'elles nous sont indispensables.

Les protéines que nous ingérons peuvent avoir une origine animale (viande, lait, œuf) ou végétale (céréales, légumes secs). Mais **la viande reste la principale source de protéines alimentaires.**

On a longtemps cru que les protéines animales étaient indispensables. Il n'en est rien. Les aliments d'origine animale apportent plus de protéines que les végétaux. Mais l'apport en acides aminés indispensables est pratiquement le même.

NOTRE CONSEIL
Un régime végétarien est tout à fait possible, à condition d'intégrer aux légumes lait, fromages, yaourts, œufs.
Mais il entraîne toujours une légère anémie.
Il vaut donc mieux manger un peu de viande ou, mieux, du poisson.

• Le besoin en lipides

L'apport lipidique doit représenter 35 % de l'apport énergétique total.

Or, la consommation en lipides, dans nos pays, est plus importante. Elle atteint facilement 45 %.

En effet, il ne faut pas oublier que les lipides nous sont apportés non seulement par les corps gras (beurre, fromages, huiles diverses) mais aussi par les viandes où ils sont dissimulés.

100 g de beefsteak apportent par exemple 10 g de lipides pour 20 g de protides et 69 g d'eau.

100 g d'«innocentes» côtes d'agneau contiennent 35 g de lipides pour 14,5 g de protides.

Quant au saucisson, comme toute la charcuterie, il est particulièrement riche en graisses : 45 % de lipides pour 19 % de protides.

On constate ces dernières années une très nette tendance à la surconsommation de viandes et de fromages au détriment des céréales et des féculents. Cela entraîne un apport excessif de lipides.

Certains lipides nous sont indispensables. Ce sont ceux qui nous apportent les **acides gras essentiels.**

Ces acides gras sont dits «essentiels» parce que notre organisme ne peut pas en faire la synthèse et qu'ils ont des fonctions biologiques importantes. On pourrait presque les assimiler à des vitamines.

Ce sont des acides à longue chaîne. Ils sont dits insaturés car riches en doubles liaisons. Ils sont tous d'**origine végétale** et se différencient ainsi des acides gras saturés, d'origine animale, qui sont, eux, très athérogènes.

Le plus important de ces acides insaturés est l'acide linoléique. Il n'est synthétisé que par les plantes. C'est lui dont le rôle biologique est le plus important. On le trouve surtout dans les huiles de tournesol, soja et maïs.

NOTRE CONSEIL
Il joue donc un rôle important dans la prévention de l'athérosclérose. Il est souhaitable qu'un tiers environ des acides gras insaturés de la ration soit constitué d'acide linoléique pour diminuer les risques de maladies cardiovasculaires.

AVERTISSEMENT
En fait, il faut éviter de dépasser 100 g de lipides par jour, ce qui, compte tenu de notre consommation de viande, représente l'adjonction de 40 à 50 g de corps gras végétaux dans notre cuisine. Ne pas abuser de charcuterie et de viandes trop grasses.

• Le besoin en glucides

L'apport glucidique doit être aux environs de 55 %, 1 g de glucide représente 17 calories. Cela équivaut à environ 110 g de glucides.

Il y a deux grandes catégories de glucides à distinguer selon la rapidité avec laquelle notre organisme les assimile :

— D'abord des sucres très assimilables. Ce sont des sucres simples comme : le glucose, le miel, le fructose des fruits, le galactose du lait. Ce sont aussi des sucres doubles comme le saccharose qui est ce qu'on appelle usuellement le sucre de canne ou de betterave, ou le lactose qui est le sucre du lait. Tous ces sucres peuvent être assimilés très rapidement. Ce sont eux qui donnent le goût du sucre à nos mets.

— Il y a une deuxième catégorie de sucres : les sucres à structure complexe, très lentement assimilables. Ils associent plusieurs molécules sucrées. On les appelle polysaccharides. Le plus courant de ces polysaccharides est l'amidon, rencontré dans tous les aliments végétaux de base, quelle que soit la région géographique et les coutumes alimentaires : blé, donc pain, pommes de terre dans nos pays, riz, manioc, igname en Orient.

Actuellement, on constate, là encore, un déséquilibre dans notre ration glucidique, comme dans la ration lipidique. **Nous privilégions les sucres «à charge rapide», le saccharose en particulier, au détriment des sucres complexes «à charge lente», l'amidon.**

Notre consommation en sucre est passée de 19 kg par personne et par an à 26 kg en 1953 et 36 kg en 1973, pour rester stable ensuite, comme si nous avions atteint un maximum. Cela est dû sûrement à notre goût pour la saveur sucrée à laquelle on accoutume les enfants dès leur plus jeune âge en les gavant de bonbons à titre de récompense. Cela résulte aussi du développement des aliments industrialisés, type glaces, yaourts présucrés, boissons pétillantes et rafraîchissantes hypersucrées. Si un morceau de sucre pesant 5 g apporte à lui seul 5 g de glucides, 1/2 l de Coca-Cola apporte environ 50 g de glucide et 1/2 l de Fruité Évian, 55 g.

AVERTISSEMENT

Cet apport de sucres à absorption rapide, au détriment des glucides à absorption lente fournis par le pain, les féculents, les légumes secs dont la consommation a notablement diminué, a des conséquences pour notre organisme.

Notre pancréas est trop brutalement sollicité, d'où perturbation de la sécrétion d'insuline et sans doute de l'utilisation de cette hormone au niveau cellulaire. Le risque de diabète sucré se trouve ainsi majoré, avec toutes ses conséquences de fragilisation des vaisseaux.

AVERTISSEMENT

Le pancréas est une glande située dans la partie gauche de l'abdomen. Il a un double rôle :

— sécréter des enzymes et ferments indispensables à la digestion des aliments ;

— sécréter une hormone, l'insuline, dont le rôle est de permettre l'utilisation du sucre par notre organisme.

Une défaillance dans la sécrétion d'insuline provoque une montée du sucre dans le sang (glycémie) et une maladie qui peut être grave : le diabète.

Il y a diabète lorsque la glycémie dépasse 1,1 g de glucose par litre de sang.

Il n'est donc pas raisonnable, à notre avis, de dépasser 10 g de sucre nature par jour.

• Le besoin en vitamines

Manger des vitamines donne de la force, de la beauté, de la santé, mais à condition qu'il s'agisse de vitamines naturelles apportées par notre alimentation et en respectant certains équilibres.

Une alimentation équilibrée apporte la quantité nécessaire de vitamines.

AVERTISSEMENT

La prise de vitamines synthétiques, achetées en pharmacie, ne doit se faire qu'après avis du médecin.

Un excès de vitamines peut être en effet dangereux.

Toute une gamme de vitamines existe pour développer votre capital santé.

VITAMINE A

Elle est évaluée en rétinol dérivé de la vitamine A1. Il en faut 750 mg par jour pour un adulte. Pour la femme qui allaite, l'apport doit être augmenté à 1 200 mg, car un litre de lait maternel contient 490 mg de rétinol, ce qui représente une sérieuse déperdition.

Le lait et le beurre sont une source importante de vitamine A. De même que le jaune d'œuf.

Cette vitamine est stockée dans le foie. Cet organe en a donc une teneur élevée. Certaines huiles de foie de poisson en sont très riches (morue, flétan).

Dans les végétaux, c'est un pigment coloré rouge, le carotène, qui sera transformé en vitamine A. Carotte, tomate, abricot sont donc une source de vitamine A.

AVERTISSEMENT
La carence en vitamine A entraîne des troubles oculaires car cette vitamine entre dans la composition du pourpre rétinien, substance tapissant la rétine de l'œil.

VITAMINE D

Le soleil est la meilleure source de vitamine D, la plus naturelle qui soit.

Ainsi, l'été, n'hésitez pas à bronzer, vous accumulez ainsi des trésors de santé pour l'hiver. Mais il est inutile pour cela de rester des heures au soleil, ce qui est dangereux, et d'atteindre un teint chocolat, ce qui abîme la peau.

Un hâle léger et gracieux suffit à vous assurer un bon stock de vitamine D.

Elle existe sous deux formes actives :

— La vitamine D3 ou cholécalciférol dont la majeure partie est synthétisée par notre organisme. Elle est fabriquée en effet à partir d'un stérol présent dans la peau, sous l'action des ultra-violets de la lumière solaire.

— La vitamine D2 ou ergocalciférol. On l'obtient par irradiation ultra-violette de l'ergostérol. C'est la forme synthétique couramment utilisée en pharmacie.

La vitamine D nous est apportée en quantité très minime par certains aliments : jaune d'œuf, beurre, foie, poissons gras. Là encore, l'huile de foie de morue ou de flétan en est riche.

Dans notre pays, l'irradiation solaire suffit à couvrir nos besoins.

Cette vitamine joue un rôle essentiel dans la régulation du métabolisme du calcium et du phosphore, en particulier au niveau de l'absorption intestinale de ces deux éléments. Au niveau du tissu osseux, elle guérit le rachitisme en assurant la minéralisation du tissu ostéoïde du cartilage.

LE GROUPE DES VITAMINES B

→ Vitamine B1 ou thiamine

L'apport en thiamine doit être de 0,40 mg pour 1 000 calories.

La thiamine, ou vitamine B1, est l'élément principal d'un enzyme nécessaire à la dégradation cellulaire du glucose. Sa carence provoque l'accumulation d'acide pyruvique, toxique pour le tissu nerveux. Le béri-béri est un exemple de maladie neurologique provoquée par sa carence.

La vitamine B1 se trouve surtout dans les graines de céréales, plus précisément à la partie périphérique près de l'enveloppe et dans les germes. Elle est apportée en quantité suffisante par un pain moyennement blutté.

AVERTISSEMENT
Consommer un pain trop blanc est une erreur. Il faut du pain complet, riche en vitamine B1.

→ Vitamine B2 ou riboflavine

L'apport recommandé est de 0,55 mg pour 1 000 calories.

Étant le co-facteur de nombreux enzymes, elle intervient dans de nombreux métabolismes et **sa carence entraîne de graves maladies.**

Ses sources sont les mêmes que celles de la vitamine B1. Le lait et le vin rouge en sont riches.

→ Vitamine PP ou amide nicotinique

Taux recommandé : 6,6 équivalents pour 1 000 calories. Notre organisme peut synthétiser cette vitamine à partir d'un acide aminé essentiel, le tryptophane. Dans cette synthèse intervient la vitamine B2.

Sa carence provoque la pellagre rencontrée dans les pays où l'alimentation est à base de maïs. Cette céréale est en effet très pauvre en amide nicotinique.

→ Les autres vitamines du groupe B.

Elles sont nombreuses et plus ou moins bien connues

— Acide panthothénique : entre dans la composition du coenzyme A, indispensable à la dégradation des glucides et des lipides.

— Vitamines B6 ou pyridoxine : elle intervient dans les réactions de transamination, de saturation et désaturation des acides gras.

— Vitamines B12 ou cyanocobalamine : vitamine contenant du cobalt, elle intervient comme coenzyme dans différentes réactions chimiques. Son besoin journalier est de l'ordre d'un mg. Elle a des propriétés antianémiques.

— Acide folique : son déficit provoque des perturbations dans la maturation des éléments figurés dans le sang, anémie du type mégaloblastique, leucopénie, thrombopénie. Elle est donc également antianémique

Tout ce groupe de vitamines B est contenu dans des aliments variés. La levure de bière en est très riche.

NOTRE CONSEIL
Un bon secret santé : mangez chaque jour 2 tranches de pain complet et absorbez 1 cuillerée à soupe de levure de bière en poudre, sur un potage ou dans un jus d'orange. Vous aurez ainsi toutes les vitamines B nécessaires à votre forme et à votre beauté.

VITAMINE C

Le besoin quotidien en vitamine C ou acide ascorbique est de 30 à 60 mg par jour.

Elle intervient dans la formation du collagène, substance intracellulaire des capillaires, os, dents, différents tissus conjonctifs.

Sa carence provoque le scorbut que guérit la consommation de fruits frais et surtout de citrons. Les navigateurs au long cours en emportaient avec eux dès le XVIIe siècle.

NOTRE CONSEIL
La vitamine C est celle du tonus. En cas de fatigue, consommez chaque jour un grand verre de jus d'orange. Vous aurez ainsi une vitamine C fraîche, naturelle, qui augmentera vos forces sans vous doper dangereusement.

La vitamine C est abondante dans les glandes surrénales. Toute agression infectieuse — microbe ou virus — entraîne une diminution de cet acide ascorbique surrénalien, d'où l'emploi à notre avis discutable d'acide ascorbique de synthèse pour faciliter la lutte contre la grippe.

Les aliments les plus riches en vitamine C sont les fines herbes comme le persil, la feuille verte du chou, tous les légumes à feuilles bien vertes. Ensuite viennent les fruits acides et les agrumes comme l'orange et le citron (plus un fruit est acide, plus sa teneur en vitamine C est élevée, mieux elle s'y conserve). Enfin, la pomme de terre se révèle une source importante de vitamine C. Mais sa teneur diminue au fur et à mesure qu'on avance dans la saison. À partir de février, il n'y en a pratiquement plus.

• Besoins en éléments minéraux et en eau

LE GROUPE EAU, SODIUM, POTASSIUM :

→ l'eau est le constituant principal de notre corps

L'eau et les liquides se répartissent dans notre organisme en deux zones appelées «compartiments» :

— Un compartiment dit extra-cellulaire comprenant le sang et la lymphe et représentant 20 % du poids du corps, soit environ 14 l. Il y a 3,3 g de sodium par litre de liquide extra-cellulaire.

— Un compartiment dit intra-cellulaire représentant 40 % du poids du corps soit 28 l d'eau. 2/3 de cette eau sont fixés et liés aux protéines, 1/3 est libre et migre facilement de part et d'autre des membranes cellulaires. Le potassium y est important. A l'intérieur des cellules, le sodium est 20 à 30 fois moins abondant qu'à l'extérieur. C'est l'inverse pour le potassium qui est plus abondant à l'intérieur.

— L'eau a évidemment un rôle fondamental. Elle est à la fois véhicule de substances dissoutes et agent de nombreuses réactions chimiques. Le rôle majeur du sodium, lui, est de régler la teneur en eau de l'organisme et sa répartition entre le compartiment cellulaire et extracellulaire. Quant au potassium, son rôle est complexe ; lorsqu'une cellule travaille, elle libère du potassium et absorbe du sodium. Il règle sûrement l'hydratation des cellules. Enfin, il en augmente l'excitabilité.

AVERTISSEMENT
Le besoin en eau est un besoin majeur. C'est même le plus impérieux ; dans nos pays tempérés, nous avons besoin de 2,5 à 3 l d'eau totale par jour. 1,5 l sont apportés par les aliments, 1 à 1,5 l par jour sera apporté par les boissons.
Les enfants ont besoin de boire beaucoup, et plus ils sont petits, et plus cela est vrai. Par forte chaleur, un nourrisson peut mourir de déshydratation.
Il faut donc veiller à ce que tous aient suffisamment de liquide, habituez-les à boire de l'eau et non les boissons hypersucrées du commerce, leur santé y gagnera.
Les besoins des enfants sont plus élevés en raison des besoins de synthèse. Les besoins du nourrisson sont particulièrement élevés.

→ Le sodium

il est réabsorbé par le rein pour maintenir son taux constant. Il y a donc adaptation entre l'apport et l'excrétion. On peut estimer l'apport de chlorure de sodium indispensable à 2 g par jour.

AVERTISSEMENT
Chez nous, on mange 10 fois trop de sel, ce qui a pour conséquence de faire monter la tension artérielle.
Pour bien se porter, il ne faut que très peu saler nos aliments. Habituez-vous à manger peu salé. Votre santé et celle de votre famille y gagneront.

Cet apport en chlorure de sodium est réalisé par le sel de cuisine, dont, dans notre pays, il y a surconsommation puisque la ration moyenne est d'environ 10 à 12 g par jour. Cela n'est pas sans conséquence pour notre santé, en particulier dans le domaine vasculaire. Il existe en effet **une corrélation entre l'hypertension artérielle et la consommation de sel.**

À noter qu'un régime sans sel de cuisine, c'est-à-dire avec une nourriture non salée, apporte déjà les 2 à 3 g de chlorure de sodium nécessaire. Donc théoriquement, il est inutile de ressaler les aliments.

→ Le potassium

c'est un élément existant en abondance dans les tissus animaux et végétaux, surtout dans ces derniers. L'utilisation intensive d'engrais potassiques, pour augmenter le rendement des cultures, en est la cause. Viandes et légumes en sont bourrés.

Le besoin quotidien en potassium est de l'ordre de 2 à 4 g par jour. Il est donc facilement couvert.

Toutefois, l'emploi de diurétiques, prescrit par le médecin en cas d'hypertension artérielle, peut, à la longue, entraîner des baisses de potassium sanguin. De même, l'emploi au long cours de la digitaline et de ses dérivés. Cela peut entraîner des **troubles du rythme du cœur**, graves, chez des patients qui sont le plus souvent cardiaques.

Quelques précautions diététiques peuvent pallier ces risques de baisse artificielle du potassium.

La banane et les fruits secs sont une excellente source de potassium. Une banane de 150 g apporte 5,25 g de potassium, 100 g d'abricots secs 1,880 mg.

LE GROUPE CALCIUM, PHOSPHORE, MAGNÉSIUM

Ces trois éléments se trouvent associés dans le tissu osseux dont ils constituent la partie minérale. L'os est en effet formé de 85 % de phosphate de calcium, 10 % de carbonate de calcium, 2 % de phosphate de magnésium, et de traces de fluorure de calcium.

Mais la physiologie de ces substances dépasse très largement celle du tissu osseux. Leur intervention est prépondérante dans différents métabolismes comme la contractibilité de nos muscles.

De plus, carbonate, phosphore, fluor servent de base à nos trois grandes constitutions homéopathiques, carbonique, phosphorique, fluorique. C'est dire leur importance et la nécessité d'une bonne régulation des apports et des éliminations.

→ Le calcium

il représente la grande masse du tissu osseux, mais une petite fraction solubilisée dans le sang joue un rôle extrêmement important, d'abord dans la coagulation du sang, ensuite dans l'équilibre de l'excitabilité neuromusculaire, enfin dans la perméabilité des membranes cellulaires.

Le lait, le fromage, les yaourts sont la grande source de calcium.

Autrefois, on recommandait aux «décalcifiés» la cure de brie, 50 grammes par jour : les résultats en sont remarquables.

Le fromage, comme le yaourt, apporte en effet non seulement le calcium mais aussi le **phosphore**, les vitamines et les protéines nécessaires à son absorption et à la fixation au niveau du tissu osseux.

La calcémie, c'est-à-dire le taux de calcium dans le sang, est remarquablement stable : 100 mg/l. Cette stabilité résulte d'un équilibre entre l'absorption du calcium alimentaire qui se fait à travers la partie haute de l'intestin et l'élimination urinaire et fécale.

L'intestin joue un rôle capital dans l'absorption du calcium alimentaire. Un mauvais fonctionnement de l'intestin — colites, constipation — peut expliquer certaines affections, en particulier la spasmophilie.

Votre médecin doit avant tout régulariser votre transit intestinal.

Cet équilibre dépend du bon fonctionnement de trois hormones et substances :

— la 1-25 dihydroxycholécalciférol produite à partir de la vitamine D. Elle élève la calcémie en favorisant l'absorption intestinale et la mobilisation osseuse du calcium ;

— la parathormone, sécrétée par nos glandes parathyroïdes situées tout contre la thyroïde. Elle élève la calcémie en stimulant la mobilisation osseuse du calcium et en inhibant l'élimination urinaire ;

— la thyro-calcitonine, sécrétée par la thyroïde. Elle diminue la calcémie en bloquant la destruction osseuse et la libération du calcium osseux. On l'utilise actuellement pour combattre certaines ostéoporoses graves.

NOTRE CONSEIL
L'apport recommandé en calcium alimentaire est de 11 mg par kilo corporel et par jour. Cela représente 500 à 800 mg par jour. La femme enceinte a besoin de 800 à 1 000 mg par jour. L'enfant, lui aussi, a des besoins supérieurs, 540 mg à un an, 800 mg à 9 ans, 1 000 mg à 12 ans, chiffres maintenus pour l'adolescent.

On tient compte ainsi des éliminations et aussi des variations individuelles dans les possibilités d'absorption du calcium.

Dans nos pays, le lait et les fromages apportent plus de 60 % du calcium alimentaire. Puis, viennent les légumes frais. Les viandes en sont très pauvres, les poissons, les coquillages et les crustacés, plus riches, surtout les sardines à l'huile, les huîtres et le crabe.

→ Le phosphore
sa présence en quantité déterminée est indispensable à la bonne absorptpon du calcium. C'est un élément important du squelette osseux. **Il y a un équilibre phosphore - calcium à toujours respecter.**

De plus, il intervient dans la dégradation des sucres et des protéines azotées. C'est l'élément moteur du fameux cycle de Krebs, carrefour de tous les métabolismes. Il entre dans la composition de nos chromosomes, supports du codage génétique.

Le besoin en phosphore est classiquement aligné sur celui du calcium, 1 mg par kilogramme et par jour.

Contrairement à ce qu'on pense, ce n'est pas le poisson qui est la meilleure source de phosphore, mais **le gruyère.**

En période d'examen, c'est donc de gruyère que votre enfant a besoin : 50 à 100 g par jour.

Le phosphore est très largement répandu dans nos aliments. Hors cas pathologiques, il n'y a donc pas de carence. Les aliments riches en phosphore sont le lait et les fromages (avec mention particulière pour le gruyère), les graines et fruits oléagineux, en particulier les noix. Œufs, viandes, poissons en ont des teneurs analogues.

→ Le magnésium
cet élément, dont la physiologie est mal connue, revêt une importance de plus en plus grande puisque une baisse du taux sanguin visible au niveau du magnésium globulaire serait à l'origine des états spasmophiles qui fleurissent actuellement.

Le pamplemousse est une excellente source de magnésium.

Un grand verre de pamplemousse fraîchement pressé chaque jour vous apportera votre ration d'un magnésium vivant et vivifiant.

Le magnésium entre dans la constitution de la chlorophylle des végétaux. Dans l'organisme animal, il est, comme le potassium, intracellulaire.

Il joue un rôle essentiel dans la plupart des réactions impliquant un transport de phosphate. À ce titre, **il joue un rôle important dans la contraction musculaire.** On retrouve sa responsabilité dans les états spasmophiles.

L'apport à réaliser est de 200 mg par jour. Une alimentation équilibrée couvre ces besoins. Mais les aliments les plus riches sont le **cacao, le chocolat, les légumes secs, les flocons d'avoine et le pain complet** (le pain blanc en est pauvre).

LE GROUPE FER, CUIVRE, COBALT

Nous avons ici trois éléments présents en quantités minimes dans notre organisme, le fer, le plus abondant, ne dépassant pas un total de 5 g dans notre organisme. Mais les oligo-éléments commandent la fabrication des globules rouges.

— Le fer est l'atome central et actif de l'hémoglobine, pigment colorant en rouge notre sang, qui représente 70 % de notre fer total. C'est le transporteur d'oxygène. Le cuivre est, lui aussi, nécessaire à la formation de l'hémoglobine. Le cobalt entre dans la composition de la vitamine B12 qui fabrique des globules rouges.

— Une carence en fer provoque une anémie hypochrome. Le métabolisme du fer se fait presque en vase clos, car nous n'en éliminons que fort peu, moins de 1 mg par jour. Les seules déperditions importantes sont chez la femme : les règles. Des règles trop abondantes, comme on en voit souvent à la ménopause ou après pose d'un stérilet, peuvent entraîner des anémies.

— Le fer de la viande est mieux absorbé que le fer végétal, ce qui explique les anémies hypochromes observées dans les régimes strictement végétariens.

> NOTRE CONSEIL
> Les femmes enceintes sont pratiquement toujours anémiées et leur réserve en fer baisse. La fabrication de leur futur enfant en est cause.
> Aussi, je leur conseille un régime riche en aliments riches en fer, acide folique, foie de veau, épinards, céréales complètes, pour compenser leur manque de globules rouges.

Fer et cuivre agissant en synergie, les meilleures sources sont celles où ces deux éléments se trouvent en quantité notable avec un bon coefficient d'absorption : **le foie, le bœuf, les noix, les légumes secs, les céréales complètes.**

L'IODE

L'iode est indispensable au fonctionnement de la thyroïde. Sa carence provoquait le développement d'un goitre ; il y a une centaine d'années, le goitre était endémique — avec aliénation mentale — dans certains pays, jusqu'à l'apport de sel de cuisine iodé.

Le besoin quotidien est de 100 à 150 mg par jour. Il s'accroît à la puberté et chez la femme enceinte.

Poissons de mer, coquillages, crustacés en sont les meilleures sources. Mais de nombreux légumes et fruits en contiennent, leur teneur variant en fonction de la richesse du sol sur lequel ils ont poussé.

LE FLUOR

Il est présent dans nos os et dans nos dents. Mais nos besoins sont très mal connus.

Le fluor est très inégalement réparti dans la nature. **Les aliments les plus riches sont les fruits de mer et le thé.**

L'apport principal se fait par l'eau de boisson. Une teneur de 1 mg par litre protège l'enfant et l'adulte de la carie dentaire. Mais, pour des concentrations plus élevées, peut apparaître de la fluorose dentaire sous forme de stries brunes tachant l'émail.

L'excès de fluor a donc un effet toxique à la longue.

Conclusion :

D'autres oligo-éléments existent dans l'organisme, tels que le manganèse, le zinc, le sélénium, le chrome. Mais ils n'existent qu'à doses infinitésimales. Leur maniement relève d'une diététique de supplémentation que nous vous indiquerons.

AVERTISSEMENT
Dernière remarque : l'alcool est un faux aliment dont les calories sont réutilisables sur le plan énergétique et dont les produits de dégradation sont toxiques pour votre foie et votre cerveau. Il vous empoisonne tout en vous faisant engraisser.
Un homme ne doit pas dépasser 1/2 l de vin à 10° par jour.
La femme, elle, ne doit jamais boire plus d'1/4 l par jour, son organisme en effet est deux fois plus sensible à l'action toxique de l'alcool que l'homme.

CONNAÎTRE VOTRE SOIF ET VOTRE FAIM

❑ Les signes et modalités alimentaires homéopathiques

Lorsque nous étudions la diététique du point de vue homéopathique, il convient de distinguer clairement deux éléments : le signe alimentaire et la modalité alimentaire.

Tout l'art du médecin homéopathe est de sélectionner, à travers tous les remèdes d'une matière médicale très riche, le ou les médicaments dont le tableau pathogénétique coïncide au plus près avec le tableau symptomatique développé par son malade. C'est la quête du similimum.

• Le signe alimentaire

Ce diagnostic du médicament homéopathique se fonde sur la **mise en lumière des symptômes du malade qui acquièrent valeur de «signe» ou de signaux appelant le remède homéopathique semblable.** Dans cet esprit, les grands comportements, les orientations alimentaires ont une importance remarquable.

Le signe alimentaire nous permet également de sélectionner les **grands remèdes de fond.**

→ Il peut être d'ordre général :
un appétit excessif, une faim vorace orientent sur un IODUM pourtant amaigri ou un PSORINUM curieusement bien fatigué, très frileux malgé sa voracité.

→ Il peut être plus spécifique et ne concerner qu'un aliment déterminé :
— un vif désir de sel oriente sur NATRUM MURIATICUM ;
— le goût des sucreries, assez étonnant chez un pléthorique rubicond, appelle SULFUR ;
— SEPIA consomme trop de vinaigre ;
— THUYA boit trop de thé ;
— KALIUM BICHROMIUM s'enivre de bière ;
— PULSATILLA rejette le gras, et le beurre.

Vous comprenez donc que le signe alimentaire est un élément important de notre diagnostic médicamenteux et de notre thérapeutique.

Cette symptomatologie alimentaire débouche également sur le **conseil diététique.** En effet, si le signe alimentaire aide à déterminer un remède homéopathique, inversement le diagnostic d'un médicament homéopathique doit nous amener à rechercher si, derrière le tableau pathologique présenté, il n'y a pas des erreurs alimentaires qui expliquent et doivent être redressées :

— Se trouver en face d'un THUYA, dont les douleurs gastriques sont provoquées par l'abus de thé, nous conduira évidemment, tout en prescrivant le remède appelé, à recommander à notre patient **la modération dans sa consommation de thé,** sans toutefois le lui supprimer totalement car l'attrait pour cette boisson est sûrement inscrit profondément au niveau de son inconscient.

— L'excès de bière est responsable de la sévère gastrite que présente KALIUM BICHROMIUM. Là encore, nous interviendrons diététiquement en prescrivant certes le remède indiqué mais en recommandant **un usage très modéré de bière.**

AVERTISSEMENT
Il ne faut pas rompre les habitudes mais les discipliner en les réorientant.

— De même l'aversion de PULSATILLA pour le beurre ou le lait risque d'amener certaines carences qu'il faudra pallier en introduisant dans la ration alimentaire des fromages maigres, quoiqu'il ne les aime guère, et quelques aliments riches en vitamines A et D.

Ces remarques diététiques s'apparentent plus à de simples conseils de bon sens qu'à une diététique directrice.

AVERTISSEMENT
Il ne faut toucher qu'avec une extrême prudence aux habitudes alimentaires car elles traduisent toujours les tendances d'un inconscient très primaire, très archaïque. L'oralité est le premier élément structurant la personnalité humaine.

• La modalité alimentaire

Un symptôme en homéopathie prend toute sa valeur s'il s'appuie sur une ou plusieurs modalités déterminées, **la modalité étant la ou les circonstances aggravant ou améliorant le symptôme relevé.**

Cette modalité alimentaire existe. Elle acquiert une importance pour notre diagnostic mais surtout pour notre diététique.

→ Elle peut d'abord s'exercer sur un plan général :

— Il est important de savoir qu'un remède comme ANACARDIUM est spectaculairement amélioré, sur le plan mental et physique, par le simple fait de manger. Cette grande modalité générale nous aidera à diagnostiquer notre ANACARDIUM. Mais elle nous permet en outre de comprendre que la diète ne convient pas au patient et qu'il faut éviter de la prescrire à un gastritique ou à cet intellectuel dépressif justiciable d'ANACARDIUM.

— Un LYPOCODIUM, à vif appétit, est pourtant gavé après quelques bouchées. Il n'est pas besoin, sachant cela, d'être grand clerc pour lui conseiller, au lieu des repas habituels qu'il ne mangera pas, de faire plusieurs petits repas dans la journée, ce qui améliorera son état digestif et par voie de conséquence, son état général et physique.

— Certains remèdes sont améliorés en mangeant ou en buvant froid, comme PHOSPHORUS. D'autres, au contraire, doivent manger bien chaud comme ARSENICUM. Une fois notre diagnostic médicamenteux établi, nous voyons bien comment orienter notre prescription diététique à l'égard de ces patients.

→ Plus démonstratives encore sont les modalités particulières :

— Savoir qu'un LYPOCODIUM est systématiquement aggravé par la consommation d'huîtres ou de coquillages nous conduit évidemment à supprimer de son régime ces fruits de mer.

— La moindre goutte de vin aggrave ZINCUM, nous le lui supprimons donc sans pitié. Nous nous souvenons en particulier d'une curieuse urticaire déclenchée chaque fois par l'absorption d'un petit verre de vin... Trois doses de ZINCUM 9 CH, à un mois d'intervalle, vinrent à bout de cette curieuse allergie et permirent la reprise d'une consommation — modérée — de vin.

— NUX VOMICA est toujours mal, somnolant en général après un repas trop épicé, trop arrosé. Le café l'aggrave également. Pourtant il aime boire de l'alcool, et des boissons stimulantes. Il importera donc, pour que NUX VOMICA se porte bien, d'abord de lui donner quelques doses de son médicament et de lui imposer certaines règles de discipline alimentaire et d'hygiène indispensables à son équilibre.

C'est donc à partir des modalités alimentaires que nous donnons des directives alimentaires précises et que nous établirons une diététique individualisée.

De même que nous disons : il n'y a pas de maladies mais il n'y a que des malades, de même, il n'y a pas de régimes standard, **il n'y a que des régimes individuels déterminés par notre analyse symptomatique et de terrain spécifique.**

L'homéopathie permet de construire une diététique à la carte.

LES GRANDES PERTURBATIONS DE L'APPÉTIT

Vous devez savoir que nous distinguons :

— votre comportement général face à l'aliment, en prenant en compte les grandes perturbations de votre appétit, la SOIF, la FAIM, dans leur rapport avec notre analyse homéopathique ;

— vos DÉSIRS et AVERSIONS bien spécifiques révélés lors de l'expérimentation pathogénétique d'un remède déterminé.

LA SOIF ET LA FAIM :
— soif : besoin d'absorber un aliment liquide,
— faim : besoin d'absorber un aliment solide.

Voilà deux mécanismes fondamentaux, destinés à maintenir l'équilibre du corps humain. Soif et faim s'unissent pour structurer l'appétit.

Normalement, faim et soif doivent, par l'apport de calories ainsi réalisé, équilibrer les dépenses énergétiques et les dépenses liquidiennes. Ainsi, l'être humain garde un poids constant.

Mais ces grands instincts alimentaires peuvent connaître des modifications intéressantes : ils peuvent être augmentés ou au contraire diminués de manière si caractéristique que cette perturbation nous oriente vers tel ou tel médicament. Il est intéressant de constater ici les rapports que l'approche homéopathique du malade peut avoir avec l'approche psychanalytique. L'oralité peut connaître des perversions, s'intégrer à une construction fantasmatique, et ces déviances mettront l'analyste en possession de certaines clés de l'analysant.

Mais à la différence de l'analyse, où la médiation curative passe uniquement par le verbe, l'homéopathe y verra une indication de prescription. L'homéopathie est une méthode pharmacologique et non une psychothérapie, ce qui ne l'empêche pas, bien au contraire, d'intégrer la notion psychique ; c'est une psychopharmacologie. **L'homéopathie est à la fois à l'écoute du langage du corps et du langage de l'esprit.** Ces positions d'ailleurs peuvent être complémentaires. Certains cas de potomanie (besoin irrésistible de boire) et de boulimie relèvent de la psychiatrie, associée, bien évidemment, à l'homéopathie.

Exemple :
Je me souviens d'une jeune femme de 27 ans, avocate, venue me consulter pour un état dépressif accentué, avec difficultés grandissantes depuis quelques mois, faitgue profonde, troubles circulatoires variés en rapport avec des perturbations du cycle menstruel. L'interrogatoire révèle une consommation ahurissante de 4 à 6 litres de bière par jour, depuis au moins deux ans. Les test endocriniens sont normaux. Il n'en est pas de même pour les tests hépatiques franchement perturbés.

La prescription sur plusieurs mois de différentes et hautes dilutions de KALIUM BICHROMIUM, THUYA, LUESINUM, MEDORRHIMNUM, PULSATILLA (qui a parfois ce désir de bière), et TURBERCULINUM amène la suppression totale de cette alcoolisation à la bière. La mise au jour de certains conflits, en particulier avec le père (lui-même avocat de grand renom et vécu à la fois comme hypercastrateur et objet d'amour interdit), aide évidemment au succès de cette cure de désintoxication.

Mais si la bière est supprimée, elle est remplacée par une consommation équivalente d'eau, plate ou gazeuse, 4 litres environ par jour. Nous sommes en pleine potomanie et, là, nous entrons dans la psychiatrie lourde.

La preuve : au fur et à mesure de la réduction du volume de liquide ingéré apparurent des symptômes à la limite du délire : des sentiments de persécution, qui réagirent bien à de hautes dilutions de LACHESIS, des sentiments d'altération de la personnalité corporelle où THUYA nous fut précieux. Il y eu même un épisode d'hypersexualité qui céda à STAPHYSAGRIA et à ORIGANUM. Mais la remise en équilibre de cette patiente, malgré la belle activité de la dilution homéopathique, fut longue, difficile et nous causa, à certains moments, quelques sueurs froides.

> *AVERTISSEMENT*
>
> *Ces considérations ne doivent pas non plus nous faire oublier que, derrière ces perturbations de la soif et de la faim, il peut y avoir un problème endocrinien ou métabolique à traiter en priorité.*

On sait qu'un diabète peut entraîner une faim, une soif intenses. Il faut y penser devant ces gens qui ont toujours faim, toujours soif. Une hyperphagie avec amaigrissement, même si elle s'intègre à un contexte tuberculinique, doit amener à une vérification de la thyroïde et à un dosage d'hormones thyroïdiennes.

❑ La soif et ses remèdes : la soif excessive

Le «j'ai soif» va faire porter notre attention essentiellement sur les syndromes fébriles où il va nous permettre le choix entre quelques remèdes d'états aigus.

Il n'interviendra que plus rarement pour déterminer un médicament de fond. En phase chronique, le «A toujours soif» reste tout de même relativement rare.

• les fébriles qui ont soif

Les remèdes qui ont soif quand ils ont de la fièvre sont bien typés. Notre expérience clinique en sélectionne sept :

— ACONIT : soif intense dans une fièvre élevée, à la suite d'un coup de froid. Soif d'eau très fraîche. Tous les aliments ont un goût amer, sauf l'eau.

— ARSENICUM : soif intense de petites quantités d'eau très fraîche, voire glacée, bues à de petits intervalles. ARSENICUM boit par toutes petites gorgées, quelquefois à la cuillère, comme certains vieillards. Cette eau, sitôt qu'elle est dans l'estomac, pèse, et souvent notre malade la rejette. La soif d'ARSENICUM contraste avec son dégoût profond de la nourriture...

— BELLADONNA : la fièvre reste élevée avec des sueurs profuses. C'est surtout dans l'angine que cette notion de soif est à retenir. BELLADONNA angineux a la gorge très sèche, brûlante, ce qui déclenche un vif besoin de boire de l'eau fraîche par petites gorgées.

— BRYONIA : bon remède de syndrome inflammatoire, a une soif de grande quantité d'eau froide, bue à de longs intervalles. Cette soif, on la rencontre aussi dans des problèmes digestifs : la pesanteur après le repas, avec goût amer dans la bouche.

— CHAMOMILLA : lui aussi demande à boire. Il va rechercher de l'eau froide, les boissons froides et surtout des boissons froides acides, la citronnade par exemple. Cette soif s'inscrit bien dans une névralgie dentaire par exemple, qui pourra être déclenchée par l'ingestion d'une boisson chaude.

— CHINA : bouche sèche et amère ; soif de grandes quantités d'eau froide. Cette soif coïncide avec un épuisement considérable en rapport soit avec une fièvre de type périodique, soit une anémie évoluant au long cours.

— PHOPHOSRUS : soif de grandes quantités d'eau froide. Sa bouche est sèche et brûlante. Souvent, il rejette cette eau dès qu'elle est réchauffée dans l'estomac. Cette soif aidera à diagnostiquer PHOSPHORUS dans des syndromes pulmonaires aigus.

• **les chroniques qui ont soif**

— NATRUM MURIATICUM : le premier des remèdes de fond assoiffés, aimant trop le sel, avec des signes d'intoxication par une **alimentation hypersalée.** Il n'est donc pas étonnant d'y retrouver de **nombreux signes de déshydratation.** Et surtout une soif aiguë, intense, inextinguible. La bouche est évidemment très sèche et la soif s'assouvit par de larges lampées d'eau fraîche, répétées souvent. Rappelons également le **vif appétit, l'amaigrissement.** NATRUM MURIATICUM est un remède d'enfant ou d'adolescent, et aussi de vieillards maigres.

— MERCURIUS : lui aussi a soif. Là, nous sommes dans le paradoxe cher à l'homéopathe. La salivation excessive qui mouille l'oreiller la nuit est caractéristique mais, paradoxalement, malgré cette bouche constamment humide, il a toujours soif.

— SULFUR : la bouche est brûlante ; il a soif. SULFUR boit beaucoup et mange beaucoup. Boissons alcoolisées et/ou sucrées, alimentation trop riche en sucre, mais aussi en graisse, c'est un «bon vivant». Ceci explique sa chaleur et les éruptions cutanées. Un beau SULFUR, rouge et pléthorique, heureux de vivre mais alourdi, vous signalera toujours son **vif appétit pour les liquides forts.**

❑ La faim et ses remèdes

La faim, comme la soif, est un des éléments régulateurs de notre organisme.

Elle est en principe réglée de façon à compenser les besoins de notre organisme, sauf les cas de perturbations par la publicité propre à la société de consommation...

L'hypothalamus joue un rôle fondamental dans l'équilibre de la faim et de son corrolaire, la satiété.

Le noyau ventro-médian est, sans doute, le centre de la satiété. Sa destruction entraîne l'apparition d'une boulimie insatiable et d'une obésité. L'aire hypothalamique latérale serait le centre de la faim. Sa destruction entraîne l'anorexie. Différentes fibres relient ces noyaux au reste du cerveau. La dopamine serait l'agent transmetteur qui provoque l'envie de manger.

On voit combien **ces notions de faim intéressent des structures nerveuses profondes, d'où l'importance pour nous, homéopathes, de leurs modifications et de leurs variations.**

La faim est un mécanisme primaire mettant en œuvre des fragments profonds de la personnalité propre du patient.

• Les appétits manifestement exagérés

→ Sans prise de poids

Certains ont un appétit exagéré et pourtant ne prennent pas de poids.

Ce sont en général des tuberculiniques, c'est-à-dire souvent des hyperthyroïdiens, ayant le signe : «maigrit malgré un appétit bien conservé».

— PHOSPHORUS en est le type : **faim anormale**, même immédiatement après avoir déjà mangé. S'il ne mange pas, il se sent mal. Il a faim la nuit et se lève pour manger. **Désir de sel** et d'aliments salés.

— ABROTANUM : PHOSPHORUS mangeait beaucoup ; il ne grossissait pas, mais ne maigrissait pas non plus. ABROTANUM **maigrit de manière importante,** surtout de la partie inférieure et des jambes.

— IODUM : sa pathogénésie recouvre magnifiquement l'hyperthyroïdisme. Il n'est donc pas étonnant qu'on retrouve cette notion d'**appétit exagéré et d'amaigrissement progressif**, bien qu'il mange souvent et beaucoup. La soif est également intense, l'anxiété, l'irritabilité augmentent considérablement s'il ne mange pas. Agitation permanente. Thermophobie : **a toujours trop chaud.**

— NATRUM MURIATICUM : a non seulement une **soif exagérée,** mais encore un **appétit très vif.** Aime le sel et les **aliments salés,** mais maigrit tout en mangeant bien. L'amaigrissement débute à la partie supérieure du corps : visage, cou, buste.

— SANICULA AQUA : petit remède préparé à partir d'une eau thermale de la région d'Otawa (USA). **Bon appétit,** mais maigrit surtout du haut en donnant un aspect vieillot. **Désir de sel,** bouche sèche : langue en carte de géographie, boit souvent par petites quantités, qu'il rejette facilement.

— AQUA MARINA (eau de mer dynamisée) : **bon appétit mais amaigrissement.** À prescrire en 4 ou 5 CH.

— SILICEA : remède charnière. **Vif appétit, mais plus orienté vers des nourritures chaudes que froides.** La soif est également importante. Vomit après avoir bu. **Maigrit progressivement mais irréversiblement.** L'amaigrissement s'accompagne d'une frilosité importante, marquée par la chute de l'énergie vitale. Hypersensibilité au froid. Mains et pieds moites, déminéralisation.

→ Avec prise de poids

Il y a, en regard, tous ceux qui ont un appétit exagéré et qui, banalement, prennent du poids.

Ce qui retiendra notre attention, c'est le côté «vorace» de l'appétit. Pour certains de nos remèdes, il est particulièrement net.

— CALCAREA CARBONICA est important à prendre en considération. Sa voracité explique sa prise de poids, sa «pesanteur». Cet appétit, on le trouve chez **le nourrisson et le petit enfant**. Il a l'originalité de s'orienter parfois vers des choses impossibles à digérer = la terre que l'enfant porte à sa bouche, la craie du tableau noir de la maternelle.

— CHINA a comme CALCAREA CARBONICA un appétit insatiable. Nous noterons en particulier «encore faim après le repas».

— MEDORRHINUM a lui aussi très faim même après avoir mangé. Cette fringale réapparaissant tout de suite après avoir mangé est très significative. On la trouve également chez LYPOCODIUM dont la faim pourtant se calme

après quelques bouchées et chez PSORINUM. Egalement chez PHOSPHORUS qui, lui, défaille s'il ne mange pas.
MEDORRHINUM est attiré par *les alcools, la bière, le sucre, le sel.*

— ANACARDIUM est un cas plus spécial à analyser. Il mange beaucoup et vite, jusqu'à s'étrangler avec la nourriture. Mais ça n'est pas tant parce qu'il a un appétit excessif que parce que le fait de manger lui apporte un bien être. **«Amélioration de l'état mental en mangeant»** est en effet la grande modalité d'ANACARDIUM. C'est un remède convenant bien à des intellectuels dépressifs, ne pouvant plus prendre de décision car tiraillé par deux volontés contradictoires. Mais si ANACARDIUM est amélioré pendant le repas, il le paie, car il est nauséeux, et veut vomir. Enfin, sa boulimie excessive fait qu'il s'étrangle souvent. ANACARDIUM est le remède des «fausses routes».

— Ont également un gros appétit : AURUM, qui avale gloutonnement les premières bouchés de son repas, STAPHYSAGRIA, PLATINA, CARBO ANIMALIS, SECALE. LYPOCODIUM, dont la faim disparaît dès les premières bouchées avalées. ALLIUM CEPA, qui a le même symptôme. En fait, tous deux ont «les yeux plus grands que le ventre». Quant à ANTIMONIUM CRUDUM, c'est plutôt un glouton qui mange tout ce qui se présente.

→ Avec faim la nuit

Les cinq médicaments suivants ont véritablement cette caractéristique : se réveiller la nuit pour grignoter quelque chose, voire faire un repas en vidant ce qu'ils trouvent dans le réfrigérateur.

— LYPOCODIUM **se contente de grignoter légèrement.** On sait en effet que sa faim se calme dès les premières bouchées.

— PHOSPHORUS se réveille également la nuit pour manger, et bien manger. Il sera amateur de *charcuterie, saucissons, jambons fumés et de fromages à saveur salée.* Cele le soutient contre une sensation de faiblesse, très caractéristique de ce grand tuberculinique, qui **défaille s'il ne mange pas.**

— PETROLEUM se lève la nuit pour manger. **Vertiges et nausées déclenchés en voiture, en bateau, en avion** sont transitoirement améliorés par un peu de nourriture.

— PSORINUM, très faible, très frileux, sans énergie, se soutient en mangeant. Lui aussi, se relève la nuit pour manger. Il présente des troubles variés : digestifs, respiratoires, cutanés ; il ressent des **migraines avec faim,** qui s'améliorent en mangeant.

— SELENIUM a faim la nuit et est **grand buveur de thé.**

→ Avec faim modifiée selon les modalités horaires

Certaines personnes voient leur appétit se modifier en fonction de l'horaire de la journée, voire en fonction des mois et des saisons.

En fonction de l'heure :

— NATRUM CARBONICUM, toujours fatigué, surtout par la chaleur de l'été, **a faim à 5 h du matin** (il se lève donc en fin de nuit) et **à 11 h du soir** (il grignote quelque chose avant de s'endormir).

— ZINCUM, IGNATIA, SULFUR ont faim **à 11 h du matin** ; 11 h est la belle heure de SULFUR où il présente sa petite défaillance, calmée en grignotant quelques biscuits, traduisant ainsi la perturbation du métabolisme glucidique.

— CALCAREA PHOSPHORICA **a très faim à 16 h,** l'heure du goûter.

En fonction de la saison, certains mangent nettement plus :

— au printemps : RHUS TOXICODENDRON, LACHESIS ;
— en été : CINA, GELSEMIUM, NATRUM CARBONICUM ;
— en automne : RHUS TOXICODENDRON, CHINA ;
— en hiver : AURUM, HEPAR, SULFUR, PETROLEUM, PSORINUM, SILICEA.

• L'absence de faim

Le manque d'appétit est une manifestation des plus banales en homéopathie.

→ Les grands anorexiques qui refusent de s'alimenter

— HYDRASTIS en est sûrement le type. Il a un **dégoût profond pour tous les aliments.** Sa digestion est très mauvaise. Le pain, les légumes l'incommodent gravement.

— CHINA a un manque d'appétit très caractéristique. Comme LYPOCODIUM, il est «rassasié après quelques bouchées». Mais à la différence de LYPOCODIUM, CHINA «passe à table sans appétit». **Les aliments ont mauvais goût, «trop amers, trop salés».** La moindre nourriture entraîne un ballonnement de tout le ventre. CHINA est le **remède des adolescentes sans appétit.**

— NATRUM MURIATICUM est déjà plus un **remède de véritable anorexie** que de manque d'appétit. L'adolescent (ou l'adolescente) intraverti(e) adopte, comme symbolique du refus existentiel, celui, non moins symbolique, de la nourriture et s'enferme hermétiquement dans sa solitude.

— MANGANUM est un bon remède **pour l'enfant qui refuse obstinément de manger :** à table, c'est déjà la comédie.

→ Dégoût à l'odeur et à la vue des aliments

Ce signe, qui accompagne évidemment une diminution de l'appétit, est intéresant à prendre en considération.

— ARSENICUM : **amaigri rapidement**, très faible, agité, angoissé. Tableau marqué de troubles digestifs violents : vomissements, diarrhées, brûlures digestives améliorées par la chaleur. Dans ce contexte, rien d'étonnant à ce qu'ARSENICUM **ne supporte ni la vue, ni l'odeur du moindre aliment.** Seules quelques gorgées d'eau glacée trouvent grâce à ses yeux.

— STANNUM : on retrouve ce refus de s'alimenter, au point que l'odeur, **la simple vue de toute nourriture lui donnent envie de vomir,** et même le font vomir.

— COLCHICUM : **l'odeur des aliments, les odeurs de cuisine lui donnent de violentes nausées**. Les odeurs de poissons, celles de friture l'incommodent particulièrement.

— SEPIA présente, au milieu de beaucoup d'autres symptômes, ce même dégoût à la vue et à l'odeur des aliments. Ce grand hépatique est déjà nauséeux dès le réveil. **La simple odeur du petit déjeuner** — qui comble d'aise la plupart d'entre nous — aggrave ses misères. Le dentifrice, le fait de se laver les dents accentuent la nausée. **Toutes les odeurs de cuisine lui coupent l'appétit,** ce qui ne peut qu'accentuer la tristesse de SEPIA et la conforter dans son idée d'abandonner toute tâche ménagère pour se replier sur elle-même.

PETIT RÉPERTOIRE DES TROUBLES DE L'APPÉTIT

LES GROS APPÉTITS

Ceux qui restent sveltes :
PHOSPHORUS, IODUM, NATRUM MURIATICUM, ABROTANUM, SANICULA, AQUA MARINA, SILICEA.

Ceux qui mangent bien, mais prennent du poids :
CALCAREA CARBONICA, CHINA, MEDORRHINUM, ANACARDIUM, AURUM, PLATINA, CARBO ANIMALIS, SECALE, STAPHYSAGRIA.

Ceux qui ont faim la nuit :
LYPOCODIUM, PHOSPHORUS, PETROLEUM, PSORINUM, SELENIUM.

Selon l'horaire :
— Faim à 10 h du matin : SULFUR, ZINCUM, IGNATIA.
— Faim à 5 h du matin et à 11 h du soir : NATRUM CARBONICUM.
— Faim à 16 h : CALCAREA PHOSPHORICA.

Selon la saison surtout :
Les meilleurs appétits de l'hiver : PETROLEUM, PSORINUM.

LES SANS APPÉTITS

HYDRASTIS, CHINA, MANGANUM, NATRUM MURIATICUM

Dégoûtés par la vue ou l'odeur des aliments :
ARSENICUM, STANNUM, COLCHICUM, SEPIA.

DIS-MOI CE QUE TU MANGES, JE TE DIRAI QUI TU ES :

Désirs et aversions alimentaires sont des notions qui doivent tout d'abord être bien précisées.
Tous les signes alimentaires n'ont pas la même valeur.
Ainsi, pour comprendre CYCLAMEN, il importe peu de débusquer une vague inclination pour les sardines à l'huile comme cela est porté dans certains répertoires.

Certes, CYCLAMEN aime bien les sardines à l'huile. Les auteurs de la pathogénésie l'affirment, la clinique le confirme parfois. Mais ce n'est pas sur ce signe que le médecin prescrira CYCLAMEN à une petite jeune fille hyperscrupuleuse, tourmentée, douce, aux règles douloureuses souvent accompagnées de migraines ophtalmiques.

Si CYCLAMEN aime les sardines, tant mieux ! Cela confirme ce beau tableau pathogénétique. Sinon tant pis !

En revanche, NATRUM MURIATICUM aime le sel. Ce désir, ce besoin de sel, représente quelque chose de vif, de violent. NATRUM MURIATICUM sale et ressale ses plats. On le surprendra à verser une pincée de sel dans le creux de sa main et à l'absorber avec un plaisir évident. L'orientation salée est déterminante pour la prescription.

Il est ainsi possible d'établir une répertorisation des goûts et des aversions alimentaires en valorisant l'orientation majeure.

Un bon interrogatoire les mettra facilement en évidence.

La question à poser est simple : «En matière de nourriture, qu'est-ce que vous aimez ? Qu'est-ce que vous détestez ?»

La réponse sera : «Ah oui, j'adore ou je déteste tel aliment».

Mais là encore, il est des pièges qu'il faut savoir déjouer. **Il faut d'abord rattacher tel aliment à la saveur qui le caractérise.** La pâtisserie, le chocolat, le miel, les confitures sont la saveur sucrée et se répertorisent en désir de sucre, de sucreries, de friandises, sans spécifications plus précises. Le goût pour le vinaigré ou le citronné s'analyse en désir de choses acides et ramène aux remèdes ayant ce signe dans leur pathogénésie.

Il convient de se méfier des corrections diététiques spontanées ou diluées. Bien des gens âgés NATRUM MURIATICUM ont perdu le goût du sel tout simplement parce qu'on leur a dit que le sel était mauvais pour la santé, durcissait les artères, faisait monter la tension.

De même, bien des SULFUR s'éloignent du sucre par peur du diabète. Cela d'ailleurs n'est pas toujours le cas. Malgré les recommandations impérieuses, la menace du diabète, un cholestérol beaucoup trop élevé, ARGENTUM NITRICUM n'abandonnera jamais la douceur du chocolat grignoté le soir devant la télévision en grillant maintes cigarettes.

AVERTISSEMENT
Certaines «obsessions» alimentaires résistent à toutes nos objurgations et nous devons toujours en tenir compte.

Vous n'obtiendrez jamais d'un THUYA amateur de thé qu'il renonce à sa «tea cup» du matin et de 16 h. Efforçons-nous tout simplement de le limiter. Mettre un NUX au régime sec, lui interdire le vin et l'alcool et aussi le café, c'est incontestablement le conduire à la dépression.

Il faut aller piano et se contenter de freiner progressivement la consommation de ses toxiques hypertoniques.

Usus, non abusus. Il en est de même des aversions alimentaires.

Essayez donc par exemple de faire avaler lait et beurre à une PULSATILLA détestant le gras et tous les dérivés du lait ! Ou encore faire boire un café au lait à une SEPIA qui n'aime pas ça.

Les aversions bien ancrées dans le conscient, et par là-même dans l'inconscient, résistent énergétiquement.

Tout cela prouve que, dans la détection des désirs et aversions alimentaires, il faut de la patience et du «nez» pour les mettre en lumière et les utiliser sur le plan diététique.

Mais c'est dans cette difficulté que, pour ce domaine comme pour bien d'autres, réside l'art de l'homéopathie.

❑ Vos désirs alimentaires

• Les cinq saveurs

Il est intéressant de prendre en considération la saveur des aliments en utilisant la «règle des cinq saveurs» bien connue de la médecine traditionnelle chinoise.

On connaît l'importance en acupuncture de la loi des cinq éléments. **Chaque organe important du corps humain se rattache symboliquement à un élément de la nature et également à une saveur.**

Au foie symbolisé par le bois correspond la saveur amère, au cœur, organe de feu, le piquant ou poivré. La rate-pancréas, élément terre, appelle la saveur sucrée et le poumon, organe métal, la saveur acide. Enfin, rein, eau et sel vont de pair. Tout cela est uni par des rapports de nutrition et de soumission, de sympathie et d'antipathie, énoncerait Paracelse. (1)

A partir de cette loi des cinq éléments, nos confrères acupuncteurs établissent leurs schémas énergétiques de traitement, schémas que nous pourrions utiliser pour affiner notre propre approche thérapeutique dans le domaine de la diététique.

→ La saveur sucrée

La douceur qu'apporte la saveur sucrée à une existence en elle-même amère explique l'ample diffusion de ses amateurs. Cela n'a rien d'étonnant dans notre société de surconsommation et de confort. Une publicité insistante vante bien des boissons hypersucrées. Les mamans et les grand-mères gavent leurs «chers petits» de sucreries, leur donnant ainsi de fort mauvaises habitudes. Le sucre, pour des raisons économiques, domine tout.

— SULFUR aime pratiquement tout car c'est un gros mangeur, **il a un goût prononcé pour les choses sucrées.** Il est d'ailleurs assez étonnant de voir ce bon vivant, qui fume, boit, apprécie les nourritures solides, se régaler d'un dessert un peu mièvre, une pâtisserie, une petite crème caramel. SULFUR est souvent un pré-diabétique comme en témoigne la courbe d'hyperglycémie provoquée. L'aggravation à 11 h du matin, le creux à l'estomac de ce moment-là calmé par l'ingestion de quelques biscuits, traduisent la poussée d'hyperinsulinémie.

SULFUR, c'est aussi le candidat rêvé au diabète gras, floride, de la cinquantaine. Et, si vous voulez améliorer rapidement son état de santé, **il faut supprimer sucre et aliments sucrés.**

(1) Théophraste Von Hohenheim, dit Paracelse : alchimiste suisse du XVIe siècle, précurseur d'une médecine chimique.

SULFUR supporte très bien le sevrage en sucre. Il déclare même : «c'est extraordinaire, depuis que j'ai supprimé le sucre, je me porte bien mieux. Je suis bien moins fatigué». Même le coup de pompe de 11 h disparaît souvent.

— LYCOPODIUM a un **appétit très vif mais tout de suite rassasié**. C'est lui qui a «les yeux plus grands que le ventre». Il passe à table avec une faim vorace, emplit son assiette et au bout de quelques bouchées s'arrête. Il n'a plus faim. Le petit LYCOPODIUM désole ainsi sa maman, lui fait attraper de vraies crises de nerf. Comme c'est en plus un enfant d'un caractère difficile, le repas est ainsi très animé. Seul un petit biscuit sucré, un bonbon réveilleront cet appétit défaillant. LYCOPODIUM **aime tant le sucre qu'il le croque par morceau, nature.**

— ARGENTUM NITRICUM est notre troisième grand «sucre». Il aime le sucre, les choses sucrées. **Il raffole également du chocolat.** Les crottes de chocolat de fin d'année sont pour lui un véritable régal. Il dévore quotidiennement sa tablette.

Mais il y a une grande différence entre le comportement alimentaire d'un SULFUR ou d'un LYCOPODIUM et celui d'un ARGENTUM NITRICUM. Les deux premiers mangent par gourmandise, par habitude ou pour se soutenir. Chez ARGENTUM NITRICUM on trouve un comportement déjà obsessionnel. Quand il comence une boîte de chocolats, un paquet de bonbons, il ne peut pas s'arrêter. Il engloutit tout avec précipitation.

Exemple :
Une de mes jeunes patientes se trouvait trop grosse. Cele ne l'empêchait pas de se jeter voracement sur la boîte de chocolats. Elle me disait «moi, je me suicide au chocolat».

Le sucre fait également grimper les triglycérides. Le miel, la confiture aggravent ses brûlures d'estomac. Mais vous n'arriverez pas à le remettre au régime. Pendant quelques temps, il vous obéira. Mais un soir il craquera, rechutant inexorablement. Au fond le sucre nourrit ce tempérament hyperpressé, hyperactif. La preuve en est qu'il brûle bien. Il reste maigre. Il fait rarement un diabète.

— Aiment les *douceurs, les petits entremets, les confitures :*

- CHINA, tout comme KALIUM CARBONICUM et CARBO VEGETABILIS.
- IPECA calme ses nausées en grignotant un peu de sucre.
- SEPIA sucre trop son café et aime les entremets en détestant le lait.
- CALCAREA CARBONICA, NATRUM CARBONICUM.
- BRYONIA, PLUMBUM, MAGNESIA MURIATICA, que le sucre constipe.
- RHUS TOXICODENDRON entretient ses douleurs arthrosiques ou son eczéma en mangeant trop sucré.

• SECALE, lui, aggrave son artérite. Il faut sûrement supprimer le tabac à un artéritique pour sauver sa jambe. Mais il compensera souvent par le sucre, la privation du tabac.
• TUBERCULINUM et MEDDORRHINUM enfin, aiment bien les entremets sucrés.

— Aiment *bonbons et friandises* : CHINA, TK, IPECA et RHUS TOXICODENDRON, mais aussi AURUM, SABINA, SPONGIA.

— Aiment *les pâtisseries, les gâteaux* : surtout CALCAREA CARBONICA et MAGNESIA MURIATICA.

— Aiment *le sucre nature* : CALCAREA CARBONICA, SECALE, KALIUM CARBONICUM.

Les trois grands sucrés :	ARGENTUM NITRICUM, SULFUR, LYCOPODIUM.
Les autres sucrés :	CHINA, KALIUM CARBONICUM, CARBO VEGETABILIS, SEPIA, TK, CALCAREA CARBONICA,SECALE, PLUMBUM, RHUS TOXICODENDRON, BRYONIA, MEDORRHINUM.

→ La saveur salée

— NATRUM MURIATICUM domine évidemment.
Il sale systématiquement tous ses plats, avant même de les avoir goûtés ! Le comportement est encore plus net chez l'enfant. **Il suce le sel par gourmandise.** Un bambin qui préfère le salé au sucré, c'est dans 99 % des cas un petit NATRUM MURIATICUM, même s'il est grassouillet. Il maigrira plus tard.

Exemple :
J'ai soigné comme cela un petit garçon de 8 ans ayant tendance, d'après les parents, à l'obésité. C'était manifestement un petit carbonique avec pourtant un très vif désir de sel. Il resalait tous ses aliments, trempait son doigt dans la salière et le suçait avec plaisir. Certes CALCAREA CARBONICA aime bien le sel, mais pas à ce degré. La mère elle-même, qui avait fait une tuberculose, était une NATRUM MURIATICUM. J'ai pu jouer alors au voyant et prédire que cet enfant maigrirait sûrement. Effectivement, trois ans plus tard, il avait fondu comme neige au soleil et à nouveau inquiétait ses parents. Cet enfant grassouillet était en fait un NATRUM MURIATICUM.

— PHOSPHORUS aime, lui aussi, les aliments salés tout en ne resalant pas aussi vigoureusement que NATRUM MURIATICUM.

— CALCAREA PHOSPHORICA, remède constitutionnnel, aime bien les mets salés, mais il est attiré surtout par les viandes fumées donc salées ou encore les poissons fumés. C'est un amateur de jambon de pays, de saumon fumé. Certains enfants tuberculiniques raffolent ainsi de saumon fumé ou de jambon de Parme.

La saveur salée :	NATRUM MURIATICUM PHOSPHORUS, CALCAREA PHOSPHORICA NITRICUM ACIDUM, MEDORRHINUM CONIUM, VERATRUM ALBUM LAC CANINUM, HALOPERIDOL

→ La saveur acide

Ce sont encore les amateurs de *vinaigre, de cornichons, de pickles ou encore de citrons, de kiwis, de fruits de la Passion.*

Le vinaigre et tout ce qui est fortement vinaigré attire spécialement :

— SEPIA, dont le mari se plaint de manger toujours des salades trop assaisonnées, ce qui nuit à son estomac. SEPIA aime le vinaigre et les pickles.

— HEPAR SULFURICUM aime également les aliments vinaigrés. C'est un SULFUR refroidi dont la peau se défend mal. Mais, comme SULFUR, il aime le gras, les fromages onctueux, le porc, le beurre, et la saveur acide le fait digérer.

— ARSENICUM est également attiré par le goût acide. Mais, comme NUX, il aime également le café et les condiments tels que la moutarde.

Les fruits acides attirent :

— ANTIMONIUM CRUDUM et ANTIMONIUM TARTARICUM. Ce sont surtout les pommes acides qui les tentent. De plus, ANTIMONIUM CRUDUM est attiré par les cornichons.

— SABINA est attiré par le citron, les citronnades.

→ La saveur amère

L'amer n'attire guère les foules. Trois remèdes sont tout de même sensibles à l'amertume.

— NATRUM MURIATICUM, grand amateur de *pamplemousses*, mais loin derrière le sel.

— DIGITALIS aime l'amertume des *pamplemousses* ou des *vermouths.*

— ANGUSTURA est lui-même très amer puisqu'on utilise la liqueur d'angusture pour rendre amères certaines boissons.

— Un cas particulier est celui d'ACONITUM qui, en pathologie aiguë fébrile, préférera une boisson amère, pamplemousse pressé par exemple, à une citronnade. **Tout, d'ailleurs, a un goût amer, sauf l'eau.**

→ La saveur piquante

La saveur piquante touche essentiellement les aliments de saveur poivrée, dont le type pourrait être la «harissa», sauce piquante. Elle met véritablement le feu à la bouche, puis au corps.

— NUX VOMICA, évidemment, qui **aime toutes les épices**, en particulier la moutarde de Dijon, elle aussi de saveur piquante ;

— FLUORICUM ACIDUM, dont le goût pour le piquant s'oriente non seulement vers **la saveur poivrée** mais aussi vers **la saveur fermentée** ;

— CAPSICUM, attiré par **la saveur pimentée** ;

— PHOSPHORUS et MANDRAGORA ;

— LAC CANICUM, qui poivre abondamment, de même que CORROSIVUS.

❑ Les aversions alimentaires

Le désir est quelque chose qui projette l'être humain en dehors de lui-même. L'aversion est un rejet qui nous replie sur nous-mêmes.

D'un côté, nous sommes à la conquête du monde : NUX, SULFUR sont pétris de désirs.

De l'autre, il y a isolement. NATRUM MURIATICUM n'a qu'un vrai désir, le sel — sel qui conserve, et isole aussi d'une certaine manière. Le reste, il ne l'aime pas.

Là encore, en parlant d'aversions alimentaires, il faut préciser qu'il ne s'agit pas d'un vague refus, d'une légère distanciation d'avec tel ou tel aliment. Non, il y faut **une véritable détestation.**

L'éducation donnée tend à gommer ces aversions instinctives. On apprend à l'enfant à tout manger, à tout aimer. L'aversion est donc plus difficile à mettre en lumière lors de la consultation. On sait encore ce qu'on aime, on oublie ce qu'on n'aime pas.

Pierre Schmidt disait que pour connaître un malade et prescrire son bon remède, le fameux SIMILIMUM, il était opportun de passer une journée avec lui, y compris le déjeuner, et d'étudier ainsi ce qu'il mangeait. Désirs et rejets apparaîtraient alors en pleine clarté.

Cette position extrême est difficile à mettre en application dans notre pratique courante. Notre interrogatoire doit y suppléer.

Là encore, demandons :

- Y a-t-il un aliment que vous détestez vraiment ?
- Y a-t-il quelque chose que vous rejetez absolument, que vous ne mangez jamais ?

En tout cas, évitez toujours les réponses par oui ou par non.

• Aversions en fonction des grandes saveurs

Là encore, elles vont nous servir de guide dans notre étude des aversions alimentaires.

→ Le sucré

Il y a neuf remèdes qui détestent le sucre.
Parmi ceux qui sont indiqués dans le tableau ci-dessous, nous distinguerons tout particulièrement :

— GRAPHITES, qui est sans doute celui qui déteste le plus le sucre, les friandises et autres aliments doux. Ainsi d'ailleurs que le sel et la viande. **Le sucre lui donne des nausées.**

— CAUSTICUM, tout comme GRAPHITES, déteste la viande, avec une exception pour les viandes fumées. **Le sucre déclenche chez lui les brûlures œsophagiennes et gastriques** caractéristiques, traçant une ligne de la gorge au creux épigastrique.

— ZINCUM, enfin, présente un certain rejet de la saveur sucrée. Cela est bénéfique pour le patient car on connaît les rapports entre diabète et troubles du métabolisme du zinc. ZINCUM est particulièrement prédisposé au diabète, **le sucre est son ennemi, mais heureusement ne l'attire pas.**

Aversion pour le sucre :	GRAPHITES, CAUSTICUM, ZINCUM, ARSENICUM, BARYTA CARBONICA, MERCURIUS, NITRICUM ACIDUM, PHOSPHORUS, SANGUINARIA.

→ le salé

Les remèdes "détestant" le sel et les aliments salés sont peu nombreux et bien caractéristiques. Ils sont donc intéressants à connaître. Mais au départ, n'oubliez pas la double casquette de NATRUM MURIATICUM. Il y a aussi des NATRUM MURIATICUM qui détestent le sel. Mais ils sont infiniment moins nombreux que ceux qui en raffolent.

En fait, trois remèdes ont un dégoût du sel bien marqué, bien tranché.

— GRAPHITES déteste le sel et les aliments salés à un haut degré. Comme il n'aime pas non plus ni les aliments sucrés, ni les viandes, ce sera un **amateur de farineux, pain, pâtes, pommes de terre.** Cela explique son surpoids. Mais là encore, si GRAPHITES classiquement n'aime ni le sucre, ni le sel, il y a quelques GRAPHITES qui, tout en détestant le sel, aime tout de même le sucre, et l'inverse.

— SELENIUM déteste le salé. C'est **un grand amateur de thé** par ailleurs.

— CARBO VEGETABILIS n'aime ni le sel, ni la viande, ni le lait, ni le beurre, ni les aliments gras. C'est un digestif. Chez lui, tout aliment se transforme en gaz et gonflement prédominant au niveau de l'estomac et de la partie supérieure du ventre.

→ L'acidité

L'acide attire peu, repousse peu. En matière de saveur acide, il n'y a pas d'aversion aussi typées qu'à l'encontre du sucre ou du sel. Il n'y a pas non plus, en négatif, l'équivalent du désir de vinaigre et de mets acides que peut présenter un SEPIA par exemple.

Dans cette rubrique, je placerai simplement :

— SULFUR, qui aime trop le sucre pour s'intéresser à l'acide,
— NUX VOMICA, qui préfère l'alcool aux salades,
— FERRUM METALLICUM et FERRUM PHOSPHORICUM,
— COCCULUS et SABADILLA.

• Aversion pour tous les aliments gras en général

— PULSATILLA est au premier plan. **Il déteste tout ce qui est gras :** *le beurre, la crème, le gras de viande, la viande trop grasse, porc ou mouton, les pâtisseries grasses, gâteaux à la crème, mokas.*
Le gras d'ailleurs provoque un certain nombre de **troubles digestifs :** douleurs, pesanteurs et gonflement du ventre avec un intervalle d'une heure environ après avoir mangé (cf. NUX VOMICA), nausées. Il a **une préférence pour les nourritures froides.** PULSATILLA est toujours amélioré par le froid et rejette tout ce qui est trop chaud.
— CYCLAMEN est très proche de PULSATILLA dont il partage ce rejet pour tout ce qui est gras, et plus particulièrement l*e beurre.* Il aime pourtant les sardines à l'huile. CYCLAMEN ne recherche pas les nourritures froides. **Tout a un goût salé.**

— PETROLEUM présente une nette aversion pour les aliments gras, également pour la viande et aussi pour tout plat à base de chou.

— HEPAR SULFUR a **le dégoût du gras associé au désir de choses acides.**

— PTELEA déteste les graisses.

SÉLECTIONNEZ VOTRE NOURRITURE EN FONCTION DE VOS RÉACTIONS PERSONNELLES

Les règles d'une diététique homéopathique bien comprise, prenant en charge la personnalité propre du patient, doivent toujours valoriser les réactions individuelles se référant au boire et au manger.

Mais avant de préciser les réactions du sujet à tel aliment, il faut considérer les modalités générales du comportement alimentaire.

Ignorer qu'un IODUM ne trouvera la paix qu'en mangeant, qu'ANACARDIUM a devoir de manger pour améliorer son état physique et mental, pourrait conduire à énoncer, dans certains cas, des règles diététiques restrictives insupportables. Ces règles ne peuvent être suivies qu'après que notre remède eût agi en profondeur.

Ce sont surtout les améliorations par la nourriture qui ont une importance considérable. Ce sont elles qui permettront de comprendre la boulimie de certains patients.

❑ Amélioration : vous vous sentez mieux

Tout un groupe d'individus se sent nettement amélioré par le fait de manger, de se remplir l'estomac.

• Traits caractéristiques

— ANACARDIUM **voit tous ses maux physiques, migraines par exemple ou brûlures gastriques, et surtout son état mental améliorés spectaculairement par la nourriture.** Le psychisme d'Anacardium est très perturbé. Chez cet intellectuel, on note des impulsions bizarrement contradictoires, de nombreux trous de mémoire, une très mauvaise humeur. Eh bien, tout cela est amélioré en mangeant. Il se lève de table d'excellente humeur, sauf si, évidemment, il s'est étranglé avec quelques bouchées, tant il mange gloutonnement.

— IODUM, comme tous les hyperthyroïdiens, a un appétit extrêmement vif, tout en présentant parfois un amaigrissement considérable. **IODUM a toujours faim, toujours soif** ; or, si vous l'empêchez de manger, il devient irritable, irrité, anxieux. IODUM est **incapable de rester sans manger.** Il faut qu'il grignote quelque chose.

— IGNATIA est à la fois loin et proche de IODUM. Il en a le tempérament agité, anxieux, irritable. Comme IODUM, pour se calmer, **il a besoin de grignoter quelque chose. Le fait de manger calme ses nerfs, ses angoisses.** C'est surtout vers onze heures du matin qu'il a son creux à l'estomac et cette anxiété est calmée par un peu de nourriture. La pathologie

IGNATIA s'installe souvent après un stress ou une série de stress. Par exemple les nausées sont améliorées en mangeant. Il digère bien un repas lourd et riche absorbé dans une atmosphère de fête mais ne digère pas un repas léger pris dans de mauvaises conditions. C'est la dyspepsie paradoxale.

— CHELIDONIUM, admirable remède hépato-vésiculaire avec son teint jaunâtre, sa bouche amère, son point douloureux pathognomonique à la pointe de l'omoplate droite, voit également ses troubles digestifs améliorés en mangeant. Cela est net pour les douleurs vésiculaires et gastriques. **Le lait brûlant en particulier le soulage bien.** Mais c'est une amélioration transitoire et les troubles reprennent vite.

— PETROLEUM est angoissé. **Il présente de nombreux troubles digestifs, en particulier nausées et vomissements, déclenchés par le transport en voiture, train, ou avion,** mais toujours améliorés en mangeant. Les vertiges également sont améliorés en mangeant, mais augmentés par le grand air (à la différence de TABACUM). N'ouvrez pas la fenêtre de la voiture. L'appétit est vif : il a faim la nuit.

— PSORINUM est très fatigué et très frileux. **Cette faiblesse, cette asthénie, ce manque d'énergie vitale, il les compensera en mangeant.** Il a une faim vorace, se lève même la nuit pour manger. Quand il mange, il se sent mieux, moins fatigué. Ses migraines, par exemple disparaissent. Mais finalement cette suralimentation ne fait qu'accroître son auto-intoxication.

• Sont également améliorés en mangeant

— ACTEA ;

— ALUMINA, mais toujours aggravé par la consommation de pommes de terre, quelle qu'en soit la présentation ;

— CAPSICUM, rouge, pléthorique, comme SULFUR, mais très frileux comme PSORINUM ;

— CICUTA VIROSA, remède de contraction et de contracture des muscles de tout le corps, remède également de hoquet, amélioré dès les premières bouchées de nourriture ;

— HEPAR SULFUR, hypersensibilité à la douleur et au froid, amélioré surtout après avoir mangé ;

— KALIUM PHOSPHORICUM : très dépressif, comme tous les KALIUM. Vif appétit, même après avoir mangé ;

— LITHIUM CARBONICUM : le rhumatisme des petites articulations, apaisé par le mouvement et en s'alimentant, augmenté par le repos ;

— OXALICUM ACIDUM : la lithiase oxalique avec douleurs névralgiques aiguës, suivant le trajet du nerf ;

— URANIUM NITRICUM, remède de diabète.

• **Améliorés plus précisément en mangeant froid**

— Un seul a cette modalité très caractéristique : PHOSPHORUS.

• **Améliorés en buvant froid**

— PHOSPHORUS : soif d'eau froide parfois rejetée après avoir été réchauffée dans l'estomac. Nausées et brûlures d'estomac améliorées par l'eau glacée. Toux sèche, douloureuse, parfois hémoptoïque, améliorée par une boisson froide ;

— BRYONIA : bouche et gorge sèches requérant de larges lampées d'une boisson fraîche. Ce symptôme s'observe dans les syndromes fébriles mais également chez des chroniques digérant lentement ;

— CAUSTICUM, CUPRUM, mais sur un point particulier : toux améliorée par quelques gorgées d'eau froide (à la différence de SPONGIA) ;

— AMBRA GRISEA : le sujet âgé, affaibli et parfois l'enfant hypersensible. Bouleversé par la moindre émotion. Défaille, se sent mal, ne peut plus respirer, sensation de cœur qui s'arrête, tremble. Pleure en écoutant la musique. Toux spasmodique ;

— CAMPHORA : le collapsus avec refroidissement de tout le corps. Très sensible à l'air froid qui l'aggrave mais reprend conscience en buvant un peu d'eau fraîche ;

— COCCULUS : nausées, vertiges et migraines caractérisant le mal des transports aggravé par l'air froid (à la différence de TABACUM, qui est amélioré par l'air froid), avec désir de boisson fraîche, surtout de bière ;

— KALIUM MURIATICUM a tendance à trop manger, digère mal mais une boisson fraîche facilite sa digestion. Otite chronique et catarrhe de la trompe d'Eustache, coryza, toux.

• **Améliorés en mangeant chaud**

— ALUMINA qui, de manière générale, est amélioré par tout ce qui lui remplit l'estomac ;

— LYCOPODIUM, le frileux, pourtant aggravé sur le plan général par la chaleur. Mais sur le plan digestif, ce sont les aliments chauds qui l'améliorent ;

— ARSENICUM, pas encore décompensé, a tendance à manger trop chaud ;

— RHUX TOXICODENDRON.

• Améliorés en buvant chaud

— Nous retrouvons ALUMINA, LYCOPODIUM (angine améliorée en buvant chaud), RHUS TOXICODENDRON et même ARSENICUM.

— SABADILLA, dont la grande crise de coryza spasmodique, avec éternuements violents, peut être stoppée par quelques gorgées d'une boisson chaude. Angine gauche, améliorée par le chaud.

— SPONGIA : toux spasmodique extrêment bruyante améliorée par quelques gorgées d'eau chaude (à la différence de CUPRUM).

— CHELIDONIUM : douleur vésiculaire et gastrique, irradiant à l'angle inférieur de l'omoplate droite, améliorée transitoirement par une boisson chaude, surtout quelques gorgées de lait bouillant.

— ORNITHOGALUM : remède indiqué dans les gastrites sévères, les ulcères, aggravés par les aliments froids, améliorés par les boissons chaudes.

❑ **Aggravation : vous vous sentez moins bien**

• Aggravés en mangeant chaud

— PHOSPHORUS, qui est amélioré par les aliments froids ;
— BRYONIA, PULSATILLA.

• Aggravés en buvant chaud

— PHOSPHORUS, BRYONIA, PULSATILLA ;
— LACHESIS, son angine gauche est sûrement aggravée par le chaud de manière spectaculaire, mais en fait la thermophobie de LACHESIS l'oriente plutôt sur des aliments froids, ce que l'on ne trouve pas chez IODUM, lui aussi cependant thermophobe.

• Aggravés en mangeant froid

— ARSENICUM, ANTIMONIUM CRUDUM.

• Aggravés en buvant froid

— ARSENICUM, CARBONICA, CANTHARIS ;
— CYCLAMEN, c'est un PULSATILLA inversé sur le plan thermique : amélioré par le chaud, aggravé par le froid ;
— LYCOPODIUM : angine droite et troubles digestifs, aggravé par boissons froides ;
— SABADILLA : angine gauche aggravée par boisson froide ;
— VERATRUM ALBUM : prostration intense, pâleur, sueurs glacées,

vomissements et diarrhées avec grande soif de petites gorgées d'eau froide. Faim avec aversion pour aliments chauds.

• Aggravés après avoir mangé

— ANTIMONIUM CRUDUM : remède du glouton, remède d'indigestion ;

— CHINA : mauvais goût des aliments qui paraissent amers ou salés. Flatulence excessive ;

— LYCOPODIUM : gavé après quelques bouchées ;

— NUX VOMICA : abuse des plats épicés, des alcools, du café. Lourd et somnolent après le repas : une petite sieste l'améliore notablement. Pesanteur dans l'estomac avec flatulence une à deux heures après le repas (tout de suite après : LYCOPODIUM, KALIUM, CARBONICUM) ;

— PULSATILLA : mauvaise digestion surtout après un repas trop gras. Pesanteur abdominale, flatulence une à deux heures après le repas ;

— ALOE : ventre tout gonflé et chaud, pesant, après le repas. Migraine frontale avec paupières pesantes et nausées ;

— CARBO VEGETABILIS : sitôt après avoir mangé, gonflement abdominal. Frileux après les repas ;

— KALIUM CARBONICUM : déjà la déglutition est difficile. Les aliments secs et froids ne sont avalés que lentement avec apparition de douleurs à irradiation dorsale, douleurs de l'hypocondre droit augmentant entre 2 h et 3 h du matin.

❑ Apprenez à connaître les aliments qui ne vous conviennent pas

• Viandes et poissons

→ La viande en général ne convient :
— ni à ALLIUM qui est gros mangeur ;
— ni à MAGNESIA CARBONICA, MAGNESIA MURIATICA, RUTA, STAPHYSAGRIA, SULFUR ;
— ni à CARBO ANIMALIS, CAUSTICUM, COLCHICUM, FERRUM, PULSATILLA, SILICEA ;
— ni à RUMEX, à qui elle donne de l'urticaire.

→ Le veau aggrave :

— surtout IPECA, à qui il donne des nausées, et KALIUM NITRICUM ;
— ARSENICUM, SULFUR, NITRICUM ACIDUM ;
— CALCAREA CARBONICA, CAUSTICUM, CHINA, NUX VOMICA, SEPIA, VERATRUM, ZINCUM.

→ **Le porc, parce que très gras, incommode :**

— surtout CARBO VEGETABILIS, PULSATILLA, SEPIA ;
— ANTIMONIUM CRUDUM, ARSENICUM, CYCLAMEN ;
— et au plus petit degré ACONITUM, ANTIMONIUM TARTARICUM, ASA FŒTIDA, BELLADONNA, CAUSTICUM, COLCHICUM, IPECA, NATRUM CARBONICUM, NATRUM MURIATICUM, TARAXACUM, THUYA.

→ **Le poisson ne convient pas:**

— ni à CARBO ANIMALIS (poisson gras), KALIUM CARBONICUM, dont il aggrave les flatulences, NATRUM SULFURICUM ;
— ni à PLUMBUM dont il aggrave la constipation ;
— il donne des nausées à COLCHICUM.

→ **Huîtres et moules** aggravent LYCOPODIUM.

→ **Les œufs** : FERRUM METALLICUM, COLCHICUM, SULFUR.

→ **Le beurre, aliment d'origine animale :**

— PULSATILLA, CARBO VEGETABILIS, CYCLAMEN ;
— ASA FŒTIDA, DROSERA, EUPHORBIA, FERRUM METALLICUM, HELLEBORUS, MAGNESIA MURIATICA.

• Pain et farineux

Le pain est mal digéré par notre paradoxal PULSATILLA, qui ne supporte ni le gras, ni le pain frais. Il faut lui conseiller le pain grillé ou les biscottes. Et en petites quantités. Il en est de même d'HYDRASTIS.

Le pain frais incommode aussi nos deux grands rhumatisants. D'abord et surtout BRYONIA, dont la pathogénésie est riche en symptômes digestifs. Mais aussi RHUS TOXICODENDRON, à un moindre degré.

NATRUM MURIATICUM, NITRICUM ACIDUM, NUX VOMICA, SECALE, SEPIA, SULFUR sont également incommodés par l'ingestion de pain.

→ **Pain complet** : KALIUM CARBONICUM.

→ **Pain de seigle :**

Le pain de seigle a des polarités également précises. On retrouve évidemment la nette aggravation au pain de PULSATILLA, de BRYONIA, mais pas de RHUS.

IGNATIA, LYCOPODIUM, KALIUM CARBONICUM, qui supportent le pain ordinaire, ne supportent pas le pain de seigle.

→ **Le pain beurré**

aggrave évidemment notre PULSATILLA, puisque nous trouvons associées les deux horreurs de PULSATILLA : **le gras du beurre et le pain.**

Mais la fidèle compagne de PULSATILLA, la petite et scrupuleuse CYCLAMEN, est, elle aussi incommodée par le beurre étalé sur une tartine qui, nature, ne lui cause aucun trouble.

SULFUR lui aussi doit éviter les tranches de pain beurrées qu'il affectionne. Ne serait-ce que pour son cholestérol.

→ Les pâtisseries,
surtout celles contenant de la crème fraîche, incommodent là encore au premier degré PULSATILLA. Mais aussi BRYONIA, CARBO VEGETABILIS, LYCOPODIUM, ANTIMONIUM CRUDUM.

• Les légumes variés

→ Les choux font trois victimes :
LYCOPODIUM, BRYONIA et PETROLEUM qui ne les digèrent pas.

— Il en est de même de la choucroute, qui incommode également BRYONIA et PETROLEUM, mais passe un peu mieux pour LYCOPODIUM.

→ Les carottes :
ne conviennent pas à LYCOPODIUM, ni crues râpées, ni cuites même à la Vichy, ce qui est étonnant de la part de cet hépatique.

→ Les navets :
incommodent PULSATILLA qui d'ailleurs les déteste.

→ Les oignons et échalotes :
agressent THUYA et SABADILLA.

→ Les salades et crudités :
ne conviennent ni à BRYONIA, décidément très sensible sur le plan alimentaire, ni à LYCOPODIUM, ni à ARSENICUM, ni à LACHESIS en pleine ménopause.

→ Les soupes aux légumes :
gonflent KALIUM CARBONICUM.

• Les fruits et fromages

→ Tous les fruits crus en quantités un peu immodérées
aggravent nos grands sensibles, BRYONIA, PULSATILLA, ARSENICUM, VETRATRUM ALBUM, mais aussi CHINA.

Il en est de même de MAGNESIA MURIATICA. Il faut savoir leur demander de se contenter d'un ou deux fruits par jour ou de les consommer cuits, pochés ou en compote.

→ Les poires : VERATRUM ALBUM.

→ **Les pommes :**
SILICEA, TELLURIUM, NITRICUM ACIDUM, SPONGIA, SULFUR, THUYA. ACONITUM, ANTIMONIUM CRUDUM, ANTIMONIUM TARTARICUM, ARSENICUM, BELLADONNA, CARBO ANIMALIS, CAUSTICUM, CHINA, COLCHICUM, CYCLAMEN, EUPHORBIA, HEPAR, IPECA, MENYANTHES, NATRUM CARBONICUM, NATRUM MURATICUM, NUX VOMICA, SEPIA, TARAXACUM.

→ **Les prunes :** RHEUM.

→ **Le fromage :** COLOCYNTHIS.

• **Sucre et sucreries**

— LYCOPODIUM, IGNATIA, ARGENTUM NITRICUM, MEDORRHINUM, MERCURIUS, CHAMOMILLA, ZINCUM sont aggravés sur le plan digestif.

— SPONGIA est également aggravé, mais sur le plan laryngé. La tisane chaude qui améliore la toux de SPONGIA ne doit pas être sucrée.

— Les glaces sucrées sont mal supportées par ARSENICUM, PULSATILLA, CALCAREA PHOSPHORICA.

• **Les boissons**

→ **Le vin.**
Évidemment, bu avec excès, il aggrave tout le monde, les femmes y étant plus sensibles que les hommes — comme pour tout alcool — et développant plus facilement un processus cirrhotique. L'homme ne doit pas dépasser 1/2 l de vin à 10° par jour, la femme 1/4.

— Ont une intolérance générale au vin : ALUMINA et surtout ZINCUM, dont il accentue les troubles nerveux, spasmes musculaires et crampes des membres.

— Voient leur état congestif aggravé, en aigu : GLONOINUM, ACONITUM et en chronique : CARBO VEGETABILIS, LACHESIS, OPIUM.

— Des dépressifs supportent également mal le vin : SILICEA et SULFURICUM ACIDUM.

— Ou encore des fatigués comme SELENIUM, que le vin, même en petite quantité, fait dormir, et aussi KALIUM NITRICUM.

— Le vin aggrave les douleurs rhumastimales de BENZOICUM ACIDUM de RHODODENDRON, de LEDUM et de RANUNCULUS.

— Il alourdit les jambes de FLUORICUM ACIDUM en accentuant sa stase veineuse, surtout le vin rouge.

— Enfin, il est facteur de brûlures d'estomac, de ballonnements, de pyrosis chez NUX VOMICA, SULFURICUM ACIDUM, ANTIMONIUM CRUDUM, CARBO VEGETABILIS et PULSATILLA, qui ne supportent pas les vins blancs sulfatés.

→ La bière.

— Elle provoque des troubles chez KALIUM BICHROMIUM et son draineur végétal ALOE.

— CARDUUS MARIANUS supporte mal la bière comme tous les alcools.

— De même, CHINA, CAMBOGIA, NUX VOMICA, FERRUM et KALIUM NITRICUM.

→ Les alcools.

L'alcool est un véritable poison, sous toutes ses formes mais surtout sous la forme distillée (whisky, cognac, eaux de vie variées, apéritifs anisés, etc.). Il serait trop long d'énumérer tous les remèdes que l'alcool aggrave, mais retenez tout de même :

— l'aggravation **des troubles digestifs** chez NUX VOMICA (et MOSCHATA), SULFURICUM ACIDUM et CARBO VEGETABILIS ;

— l'aggravation de **la dépression** chez SELENIUM, ARSENICUM, NATRUM MURIATICUM et aussi chez AGARICUS et ALUMINA qui en plus sont vite enivrés. Il assomme OPIUM ;

— La **montée tensionnelle** (l'alcool est un gros facteur de tension) chez SULFUR, BARYTA CARBONICA. Il accentue **les bouffées de chaleur** de GLONOINUM et de LACHESIS, **les palpitations** de SPIGELIA ;

— il ne réussit pas aux **varices** de FLUORICUM ACIDUM et PULSATILLA ;

— enfin, il aggrave vivement **les douleurs rhumatismales** de la plupart des hydrogénoïdes : RHUS TOXICODENDRON et LEDUM.

→ Le lait

aggrave un grand nombre de nos remèdes, à tel point que, pratiquement, **il faut le supprimer dès la sortie de l'enfance jusqu'à l'entrée en 4e âge.**

Il donne des **douleurs d'estomac,** des pesanteurs, des gonflements à :

— d'abord CHINA et CALCAREA CARBONICA ;
— et puis CARBO VEGETABILIS, FERRUM, NATRUM CARBONICUM, NATRUM PHOSPHORICUM ;
— mention spéciale doit être faite de COLIBACILLINUM qui est aggravé par le lait.

AVERTISSEMENT :
Il faut rappeler à ce propos que, au départ d'un traitement pour colibacillose répétée ou autres infections urinaires chez la femme, il convient d'interdire le lait et tous les aliments d'origine lactée.

Il donne des **nausées :**

— au nourrisson, qu'il fait même vomir : ÆTHUSA, VALERIANA et SILICEA (qui, lui, ne supporte pas le lait maternel) ;

— adultes : NATRUM PHOSPHORICUM, MAGNESIA MURIATICA, SEPIA.

→ **Le café** ne convient sûrement :
— ni aux hypernerveux, ni aux hypersensibles comme CHAMOMILLA, IGNATIA, NUX VOMICA, CAULOPHYLLUM, dont il rend plus difficile l'action ocytocique si utile dans l'accouchement.

Pour antidoter ces méfaits, donner 1 à 2 doses de COFFEA 9 CH.

→ **Le thé**
— donne des brûlures d'estomac à THUYA et à SELENIUM, car ils en abusent ;

— il accroît la nervosité d'IGNATIA, les palpitations de STROPHANTUS, la pesanteur gastrique d'ABIES NIGRA, la colite de DIOSCOREA.

Là aussi, pour antidoter ces effets pernicieux donner 1 à 2 doses de THEA 9 CH.

→ **La camomille**
donne de l'urticaire à CHINA, finit par énerver IGNATIA et peut être à l'origine d'une pathogénésie de CHAMOMILLA.

AVERTISSEMENT
Il convient de l'interdire comme la menthe et la verveine dans tous ces traitements homéopathiques.

→ **Les boissons acidulées,**
telles que la citronade, par exemple, aggravent ANTIMONIUM CRUDUM, PULSATILLA, SELENIUM, CARBO VEGETABILIS.

❑ Apprenez à connaître les aliments qui vous conviennent

Le chapitre des améliorations par un aliment déterminé ne peut être que bref. Les aggravations en buvant ou en mangeant, par les aliments chauds, par les aliments froids, sont d'observation courante et ont, nous l'avons dit, valeur de signe général.

En revanche, l'amélioration d'un patient par tel aliment bien précis est beaucoup plus rare, surtout si on exclut des symptômes banals tels que l'amélioration par l'alcool d'une personne qui a le trac, tranquillisée par un peu de whisky.

Des aggravations alimentaires sont elles-mêmes plus faciles à mettre en évidence que des améliorations.

Chacun connaît l'aliment qui ne lui convient pas. Bien peu savent de manière précise l'aliment qui améliore leur état.

Certes, il existe des petites recettes bien repérées par le malade. Le tousseur saura que sa quinte est soulagée par quelques gorgées d'eau froide (CUPRUM) ou au contraire par une infusion chaude (SPONGIA). Mais le phénomène reste bien limité.

AVERTISSEMENT
Il ne faut pas oublier non plus que l'aliment désiré caractéristique d'un remède, même si son abus entraîne une aggravation du malade, provoque au début un plaisir qui peut être pris pour une amélioration.

Exemple :
L'exemple d'ARGENTUM NITRICUM est typique. Le sucre, les confiseries, les chocolateries attirent ARGENTUM NITRICUM. Il s'agit là d'un signe qui prend valeur générale pour la sélection du remède.

Toutes ces sucreries aggravent incontestablement l'état digestif dont on sait combien il est marqué de gastrite, voire d'ulcère gastro-duodénal. Il est donc légitime d'intégrer sucre et chocolat au chapitre des aggravations alimentaires d'ARGENTUM NITRICUM.

Mais, sur le plan mental, ces douceurs, surtout chocolatées apaisent, calment, momentanément les nerfs toujours surexcités de ce grand anxieux, hyperpressé. Une des joies d'ARGENTUM NITRICUM sera le soir de s'installer devant sa télévision en grignotant voluptueusement sa tablette de chocolat.

Il serait donc tout aussi légitime de noter au chapitre «améliorations» cette paisible euphorie dont on sait pourtant qu'elle déclenchera à la longue de pénibles brûlures d'estomac.

D'autres exemples pourraient être donnés : le sel pour NATRUM MURIATICUM, le thé pour THUYA.

NOTRE CONSEIL
Retenez donc qu'au départ l'aliment fortement désiré exerce toujours une amélioration du mental, avant d'être lourdement ressenti sur le plan du physique, plus précisément digestif.

Les principales améliorations alimentaires que nous retiendrons porteront sur les aliments suivants :

→ **Le lait**
bu très chaud améliore les douleurs vésiculaires et gastriques de CHELIDONIUM, mais transitoirement. Froid au contraire, il sera pris par un APIS fébrile, aigu, qui pourtant n'a pas soif. Sur un plan chronique, il améliore la constipation d'un IODUM bloqué.

→ **Le vin**
sera le remède de dépressifs, de traqueurs, de personnes perpétuellement fatiguées. A condition de ne pas en abuser, il convient à GELSEMIUM, COCCULUS, CONIUM et OPIUM, et aussi à quelques grands nerveux comme LACHESIS et AGARIUS.

→ **Les acidités et le vinaigre**
améliorent PULSATILLA, PTELEA, SANGUINARIA et ASARUM.

→ **La viande**
est bonne pour VERATRUM ALBUM et le porc plus précisément pour RANUNCULUS.

→ **Le pain**
convient bien à CAUSTICUM.

→ **Les fruits**
LACHESIS se trouvera bien avec un régime à base de fruits frais légèrement acides.
Mais la plus belle amélioration par les fruits est celle observée pour GUAIACUM (résine de Gaiac) avec les pommes.
GUAIACUM est un bon **remède de douleurs rhumatismales** intéressant muscles et tendons, rétractés, ankylosés, déformés, dont les modalités sont d'être aggravées par la pression et la chaleur et d'être améliorées par des applications froides. C'est un complémentaire efficace de CAUSTICUM.

Or, ces douleurs sont également améliorées par la consommation de pommes crues. Une cure de pommes soulage considérablement le rhumatisme type GUAIACUM.

→ **Le café**
dans un premier temps améliore les douleurs de CHAMOMILLA, qui aura tendance à en abuser et à être aggravé ensuite. Il aggrave aussi COLOCYNTHIS et également FAGOPYRUM, petit remède de prurit cutané.

→ **Le thé**
FERRUM, et s'il est très chaud, CHINA.

❑ Homéopathie et excès alimentaires

Il est intéressant de connaître les moyens homéopathiques d'antidoter les malaises engendrés par un plan mal supporté.

Il y a d'abord des moyens très simples, faisant appel à l'**identique** et non au semblable. Ils sont bien faciles à mettre en œuvre et sont pourtant très efficaces.

C'est ainsi que les conséquences d'un abus de café — insomnie, palpitations, nervosité — seront jugulés par 1 à 3 doses de COFFEA en 9 ou 15 CH, à 24 h d'intervalle.

De même, l'abus de thé sera traité par THEA 9 ou 15 CH. Une dose de TABACUM 9 CH peut dégager quand on a trop fumé.
Mais ces applications de l'identique restent limitées.

Pour antidoter les troubles alimentaires, il vaut mieux faire appel à la similitude en se basant sur les nouveaux symptômes apparus.

→ Suite d'excès de vin :

— trop de vin rouge : lendemain matin (ou la veille au soir à titre préventif...) prendre 1 dose de PAULINIA 9 CH.
— trop de vin blanc : 1 dose d'ETHYLICUM 9 CH,
— dans tous les cas : 1 dose de NUX VOMICA 9 CH.

→ Excès d'alcool :
ETHYLICUM 9 CH et NUX VOMICA 9 CH, une dose de chaque dans la journée.

→ Excès de bière :
KALIUM BICHROMICUM et CAPSICUM en 9 CH, 1 dose pour soulager les brûlures d'estomac et le gonflement abdominal.

→ Excès de cidre :
SULFURICUM ACIDUM 4 CH calme les brûlures d'estomac, 4 granules 2 à 3 fois par jour.

→ Excès de café :
COFFEA 9 CH et CHAMOMILLA 9 CH, 1 dose le soir à une demi-heure d'intervalle.

→ Excès de chocolat :
JOCOALT 9 CH, pour dissiper douleurs vésiculaires et nausées. Bon moyen également pour lutter contre une «toxicomanie» au chocolat.

→ **Excès de lait :**
ÆTHUSA CYNAPIUM 4 à 7 CH et CALCAREA CARBONICA 4 ou 5 CH sont les deux principaux remèdes du nourrisson vomisseur : 4 granules en alternance 1 fois par jour.

→ **Mauvaise digestion des choux :**
1 dose de LYCOPODIUM 9 CH, après ou avant la choucroute.

→ **Nausées avant ingestion de crème, fraîche ou Chantilly :**
PULSATILLA 9 CH associé ou non à CARBO VEGETABILIS.

→ **Mauvaise digestion de graisses :**
PULSATILLA, CYCLAMEN, CARBO VEGETABILIS.

→ **Crudités :**
4 granules de BRYONIA 4 CH calment les douleurs colitiques qu'elles peuvent provoquer.

→ **Crustacés :**
URTICA URENS 4 à 9 CH pour l'allergie et l'urticaire, sans oublier APIS 4 à 9 CH. Également, nous prescrivons en dilutions homéopathiques HOMARUS et ASTACUS FLUVIATILIS.

→ **Huîtres et moules :**
LYCOPODIUM pour les pesanteurs digestives, ARSENICUM, VERATRUM ALBUM pour les troubles digestifs.

→ **Melon :**
ZINGIBER 4 CH, 4 granules juste après la tranche pour les troubles digestifs.

→ **Œufs :** LYCOPODIUM 9 CH.

→ **Oignons :** ALLIUM CEPA et ARNICA.

→ **Poissons :**
— troubles digestifs : ARSENICUM (diarrhée ou vomissements après un poisson peu frais) ;
— urticaire : URTICA URENS, APIS, VENUS MERCENARIA.

→ **Poivre :**
CAPSICUM 9 CH, 1 dose, après un couscous arrosé de trop de sauce «harissa».

→ **Pomme de terre :**
ALUMINA (qui pourtant est aggravé) en facilite la digestion.

CHAPITRE 5

VOTRE PLAN MINCEUR

Grâce à une diététique et des traitements homéopathiques appropriés, vous pouvez établir vous-même votre plan minceur. Vous programmerez ainsi le nombre de kilos à perdre.

VOUS AVEZ 2 PETITS KILOS À ÉLIMINER :

Sur le papier, cela paraît facile, mais dans la réalité, c'est moins évident.

Exemple :
Barbara vient nous consulter. C'est une charmante jeune femme de 27 ans. À la suite de sa grossesse, elle a pris 2 kilos qu'elle n'arrive pas à perdre. Quoi qu'elle fasse, régimes, médicaments, elle n'arrive pas à maigrir.
En 1 mois, grâce à l'homéopathie et à la diététique, Barbara retrouve la ligne, et de manière stable.

Faites donc comme elle et vous perdrez en 1 mois les 2 kilos qui vous obsèdent : adoptez un régime ciblé à 1 500 calories par jour. Vous aurez droit pour une bonne journée à :

— 200 g de viande ou 300 g de poisson à répartir aux 2 repas. Deux œufs peuvent remplacer 100 g de viande ou 150 g de poisson. Mais ne pas dépasser 4 œufs par semaine car le jaune est très riche en cholestérol et risque de faire monter votre cholestérolémie et de durcir vos artères. Trop d'œufs engendrent l'athérosclérose.

— 600 g de légumes riches en cellulose : légumes verts, mais aussi carottes, courgettes, navets. Cette cellulose est indispensable pour drainer votre intestin, d'autant plus qu'au début un régime amaigrissant constipe toujours un peu.

Éliminez pommes de terre, pâtes, riz, dont l'amidon vous fait inutilement grossir sans vous apporter d'éléments bien intéressants sur le plan diététique.

— 2 yaourts maigres pouvant être remplacés par 2 fois 100 g de fromage blanc à 0 % de matière grasse.

— 80 g de fromage allégé à 25 % de matière grasse, à répartir entre les 2 repas.

— 3 fruits d'environ 125 g chacun, choisissez pommes, oranges, pamplemousses (à peser après épluchage).

— 100 g de pain complet ou 7 biscottes.

— 2 cuillerées à café de beurre en évitant le beurre salé.

— 2 cuillerées à café d'huile d'olive vierge (1ère pression à froid).

Tous ces aliments sont à répartir au fil de la journée. Ne jamais sauter un repas, pour éviter toute sensation de famine qui pousse à dévorer. Je prévois même une légère collation vers la mi-matinée ou la mi-après-midi de façon à mieux maîtriser l'appétit.

Un bon exemple de répartition, qui peut d'ailleurs être modulé en fonction de vos goûts est le suivant.

PLAN MINCEUR

Durée : 1 mois - Nombre de calories / jour : 1500

Petit-déjeuner	Déjeuner	Dîner
Jus de citron pressé avec un peu d'eau chaude	100 g de crudités assaisonnées avec 1 cuillerée d'huile et 1 jus de citron	Bouillon de légumes
Thé ou café noir léger	100 g de viande cuite sans matière grasse	150 g de poisson cuit sans matière grasse
50 g de pain grillé ou 3 biscottes tartinées d'1 cuillerée de beurre	200 g de légumes avec 1/2 cuillerée à café de beurre	200 g de légumes avec 1/2 cuillerée à café de beurre
1 yaourt	40 g de fromage allégé	40 g de fromage allégé
30 g de fromage allégé	1 fruit	1 fruit
	25 g de pain ou 2 biscottes	25 g de pain ou 2 biscottes
Traitement homéopathique	**Collation (pour les petits creux)**	**Traitement homéopathique**
100 gouttes de FUCUS TM 3 granules / jour ANACARDIUM 4 CH l'autre jour : 3 granules / jour AQUAMARINA 4 CH	100 g de fromage à 0% ou 1 yaourt avec 1 fruit ou OLIGOSTIM Zn-Ni-Co	100 gouttes PILOSELLA TM 3 granules / jour NATRUM SULFURICUM 4 CH l'autre jour : 3 granules / jour DULCAMARA 4 CH

Tous les 7 jours prendre successivement :

1 dose CALCAREA CARBONICA 9 CH
1 dose SULFUR 7 CH
1 dose THUYA 9 CH

Ce jour-là, ne pas prendre d'autres médicaments homéopathiques.

VOUS AVEZ 4 BONS KILOS À PERDRE :

Je vous conseille d'abord un régime alimentaire plus restrictif à 1 200 calories par jour.

• Vous avez droit à :

— 200 g de viande ou 300 g de poisson à répartir aux 2 repas. Deux œufs peuvent remplacer 100 g de viande ou 150 g de poisson ;

— 500 g de légumes, verts ou autres, cuits, ou crudités ;

— 1 ou 2 yaourts maigres pouvant être remplacés par 100 ou 200 g de fromage blanc à 0 % de matière grasse ;

— 60 g de fromage allégé à 25 % de matière grasse à répartir aux 2 repas ;

— 2 fruits de taille moyenne, 250 g au total ;

— 80 g de pain complet (1/3 de baguette) ou 6 biscottes ;

— 2 cuillerées à café de beurre ;

— 2 cuillerées à café d'huile d'olive.

• Tout cela est à répartir dans la journée de manière à éviter toute fringale. Cette répartition sera la suivante.

PLAN MINCEUR

Durée : 1 mois - Nombre de calories / jour : 1200

Petit-déjeuner	Déjeuner	Dîner
Thé ou café noir léger	100 g de crudités assaisonnées avec 1 cuillerée d'huile et 1 jus de citron	Potages de légumes sans pommes de terre, ni pâtes, ni riz
40 g de pain ou 3 biscottes tartinées d'1 cuillerée de beurre	100 g de viande cuite sans matière grasse	100 g de viande ou mieux 150 g de poisson cuit sans matière grasse
1 yaourt	200 g de légumes avec	200 g de légumes avec
	1/2 cuillerée à café de beurre	1/2 cuillerée à café de beurre
30 g de fromage allégé	30 g de fromage allégé	100 g de fromage allégé à 0%
	1 fruit	1 fruit
	25 g de pain ou 2 biscottes	25 g de pain ou 2 biscottes
Traitement homéopathique	**Collation (pour les petits creux)**	**Traitement homéopathique**
100 gouttes de FUCUS TM 3 granules / jour ANACARDIUM 7 CH à alterner avec : 3 granules / jour ANTIMONIUM CRUDUM 4 CH	100 g de fromage à 0% ou 1 yaourt ou OLIGOSTIM Zn-Ni-Co	100 gouttes EQUISETUM TM 3 granules / jour THUYA 4 CH l'autre jour : 3 granules / jour BERBERIS 4 CH

Tous les 7 jours prendre successivement :

1 dose CALCAREA CARBONICA 9 CH
1 dose NUX VOMICA 9 CH
1 dose NATRUM SULFURICUM 9 CH
1 dose SULFUR 7 CH

Ce jour-là, ne pas prendre d'autres médicaments homéopathiques.

VOUS AVEZ 6 KILOS À PERDRE :

Votre régime sera évidemment plus strict. Il doit vous apporter 1 000 calories par jour.

En le respectant, vous perdrez de 500 g à 1 kilo par semaine. Il vous faudra environ 2 mois pour arriver au résultat, un peu plus si vous êtes carbonique, un peu moins si vous êtes sulfurique ou phosphorique.

Cela peut vous paraître long, mais n'oubliez pas qu'un amaigrissement trop rapide est dangereux pour votre organisme, et fragile. On reprend aussi vite les kilos perdus.

• Vous avez droit chaque jour à :

- 200 g de viande ou 300 g de poisson à répartir aux 2 repas. Deux œufs peuvent remplacer 100 g de viande ou 150 g de poisson. Mais ne dépassez pas 4 œufs par semaine, car le jaune de l'œuf est riche en cholestérol et risque de faire monter votre cholestérolémie ;

— 500 g de légumes verts, cuits ou crudités ;

— 1 ou 2 yaourts maigres pouvant être remplacés par 100 ou 200 g de fromage blanc à 0 % de matière grasse ;

— 60 g de fromage allégé à 25 % de matière grasse, à répartir aux 2 repas ;

— 1 fruit de taille moyenne, environ 150 g, pomme, poire, pêche ;

— 70 g de pain complet ou 5 biscottes ;

— 2 cuillerées à café de beurre ;

— 1 cuillerée à café d'huile d'olive.

• Tout cela nous donne une répartition dans la journée qui, pour vous éviter toute fringale, doit être la suivante :

PLAN MINCEUR

Durée : 1 mois Nombre de calories / jour : 1000

Petit-déjeuner	Déjeuner	Dîner
Thé ou café noir léger	100 g de crudités assaisonnées avec 1 cuillerée d'huile et 1 jus de citron	Potages de légumes
30 g de pain ou 3 biscottes tartinées d'1 cuillerée de beurre	100 g de viande cuite ou 150 g de poisson cuit sans matière grasse	100 g de viande ou mieux 150 g de poisson cuit sans matière grasse
1 yaourt	200 g de légumes avec 1/2 cuillerée à café de beurre	200 g de légumes avec 1/2 cuillerée à café de beurre
30 g de fromage allégé	30 g de fromage allégé à 25 % de matière grasse	100 g de fromage allégé à 0%
	1 fruit	1 fruit
	20 g de pain ou 2 biscottes	20 g de pain ou 2 biscottes
Traitement homéopathique	**Collation (pour les petits creux)**	**Traitement homéopathique**
100 gouttes de LAMINACIA TM 3 granules / jour ANACARDIUM 7 CH à alterner avec : 3 granules / jour ANTIMONIUM CRUDUM 4 CH	100 g de fromage à 0% ou 1 yaourt ou OLIGOSTIM Zn-Ni-Co	100 gouttes SOLIDAGO TM 3 granules / jour THUYA 4 CH l'autre jour : 3 granules / jour NATRUM SULFURICUM 4 CH

Tous les 7 jours prendre successivement :

1 dose CALCAREA CARBONICA 9 CH
1 dose NUX VOMICA 9 CH
1 dose NATRUM SULFURICUM 9 CH
1 dose SULFUR 7 CH

Ce jour-là, ne pas prendre d'autres médicaments homéopathiques.

• Plan pratique

Toute cette diététique implique de faire cuire les aliments sans matière grasse. Il y a là tout un art de vivre car, avec un minimum de technique, vous allez retrouver le goût naturel des aliments.

→ Les légumes :
vous les ferez **cuire à la vapeur**. C'est ce qu'il y a de mieux. La cuisson à la vapeur **conserve les vitamines**. Elle élimine l'excès de sels minéraux. Elle préserve le goût d'origine et fait d'un plat de légumes une véritable gourmandise.

→ Les viandes :
éliminez porc et mouton. Choisissez bœuf, veau, volailles fermières. Le bœuf et le veau seront consommés simplement grillés. Pour éviter que ces viandes attachent au grill, utilisez la recette des gauchos argentins, très gourmands de bonne viande : badigeonnez votre steak d'eau légèrement salée avant de le placer sur le grill. La viande est admirablement saisie, garde tout son jus à l'intérieur et acquiert une saveur inégalable.

Quant aux volailles, on les fera cuire au four en les fourrant d'une cuillerée de fromage maigre pour garder tout le mœlleux de la chair.

→ Les poissons :
vous les consommerez cuits à la vapeur, en papillottes, ou au court bouillon, acidifié par un jus de citron et aromatisé d'un bouquet garni.

→ Les œufs :
à la coque, mollets, durs ou pochés.

→ Pour assaisonner vos aliments :
— Évitez le sel qui retient l'eau, fait monter la tension, excite l'appétit.

— Utilisez le poivre (modérément), certaines épices comme le gingembre, et le safran, les bonnes herbes de Provence du jardin (thym, sarriette, ciboulette), le persil, l'ail, l'échalottes, l'oignon.

— Méfiez-vous de la moutarde, des cornichons. Ils sont très salés.

→ Les desserts :
la saveur sucrée ne vous convient pas si vous voulez maigrir. Il vaut mieux vous déshabituer du sucré que de consommer des édulcorants de synthèse. Contentez-vous du sucre des fruits qui vous sont autorisés.

Vous pouvez ainsi préparer des sorbets, des compotes variées, des salades de fruits, des fruits cuits au four. Parfumez-les avec des gousses de vanille, de la cannelle, des zestes d'orange ou de citron.

CHAPITRE 6

NE PAS REPRENDRE DE POIDS

Perdre du poids, c'est bien. Ne pas en reprendre, c'est mieux. Carbonique et sulfurique, vous reprenez facilement. Phosphorique, la tâche est plus facile. Mais dans tous les cas, il faut vous surveiller et respecter des règles précises.

❏ **Mangez à des heures régulières.**

— Vous devez «petit-déjeuner», déjeuner et dîner. **Ne sautez pas un repas.** Cette régularité des repas assure la stabilité du taux de votre sucre dans le sang : la glycémie. Elle vous évite la sensation de faim qui, elle, est provoquée par la baisse de cette glycémie.

— Vous serez ainsi débarrassé de cette faim canine qui, lorsque vous vous mettez à table, vous pousse à dévorer tous les plats présentés. Vous dégusterez vos aliments, que vous consommerez en quantités raisonnables.

— Souvenez-vous que votre bouche n'est pas un simple entonnoir, mais un organe essentiel de plaisir et de digestion.

— Votre estomac n'a pas de dents. **Mastiquez longtemps la nourriture**. Le sage mâche 10 fois chaque bouchée. Vous mangerez moins, vous percevrez mieux les saveurs, vous digérerez mieux et vous garderez la ligne.

— Si vous êtes de type sulfurique, vous avez intérêt à prévoir 5 petits repas répartis dans la journée. Le sulfurique en effet a des variations du sucre sanguin beaucoup plus rapides que les carbonique et phosphorique. C'est la raison des petits creux qu'il ressent à 11 h du matin, à 5 h de l'après-midi. Ces 2 petits repas supplémentaires — un petit morceau de pain, 2 biscuits — égaliseront son appétit.

❏ **Évitez tout grignotage entre les repas.**

— **Grignoter entre les repas a pour effet de faire varier brusquement le sucre sanguin.** Cela réveille l'appétit et entretient une sensation de fringale qui vous pousse à trop manger aux repas.

Grignoter du sucré — bonbons, chocolat, gâteaux secs — ou du salé — la petite tranche de saucisson, le petit morceau de fromage — vous fabrique très rapidement des kilos en trop.

— Il est souvent difficile de s'empêcher de grignoter. On a le cafard, des soucis. On s'ennuie et manger distrait.

C'est pourquoi je vous conseille, en cas d'envie de grignoter, plutôt que de prendre la boîte de gâteaux secs, de laisser fondre dans votre bouche :

3 petits granules d'ANACARDIUM 7 CH.

NOTRE CONSEIL
Ayez toujours ce remède homéopathique sur vous. Il épaulera votre volonté car ANACARDIUM est un des remèdes qui nous permet de maîtriser l'appétit.

❑ **Supprimer au maximum de votre alimentation**

→ le sucre et tout ce qui est très sucré :
le miel, les confitures, le chocolat, les patisseries, les fruits secs, c'est-à-dire **tout ce qui est sucre de charge rapide.** L'aliment sucré perturbe votre glycémie et crée un état que nous appelons pré-diabète. **La faim est entretenue de manière tout à fait anormale.** Votre pancréas est surmené et, vers la cinquantaine, vous ferez un vrai diabète. Dans notre pays, nous consommons beaucoup trop de sucre. Cela entretient une psore, source de nombreuses maladies.

Le sucre naturel que nous apportent les fruits frais, certains aliments comme le pain, les pâtes, le riz, les pommes de terre, suffit amplement aux besoins de notre organisme. Il se libère lentement dans notre organisme, ne surmène pas notre pancréas et ne déclenche pas la fringale qui pousse à manger.

→ l'alcool sous toutes ses formes, et surtout les apéritifs :
ce qu'on appelle bien indûment *les digestifs, la bière* qui fait beaucoup grossir. Un peu de vin ne nuit pas, à condition qu'il soit de bonne qualité car certains «picrates» vous «perforent» l'estomac. Contentez-vous d'un verre au déjeuner ou au dîner, que vous dégusterez au moment du fromage. **Ne jamais se désaltérer avec du vin ou de la bière, mais avec de l'eau.**

❑ **En même temps, buvez beaucoup d'eau.**

1 litre à 1,5 litre par jour. Cela vous aidera à garder la ligne en drainant vos reins et en évitant la constipation.

— Choisissez comme eau de boisson quotidienne **une eau minérale très légère, peu dense en sels minéraux** : Volvic, Évian. Je n'aime guère l'eau du robinet qui a été recyclée, chimiquement traitée. Mais à défaut, je m'en contente.

❑ Votre alimentation quotidienne doit être à base de :

→ Crudités :
assaisonnées à l'huile d'olive et au citron ou au vinaigre de cidre ou de vin. L'huile d'olive est une source de vitalité et de jeunesse. C'est elle que je préfère pour maintenir le cholestérol à un bon chiffre. Je la choisis toujours vierge 1ère pression à froid. Mais n'en consommez pas trop car elle est riche en calories et fait grossir.

Quant au vinaigre, le vinaigre de cidre est le plus tonique.

→ Viandes, poissons ou œufs, sans excès.
Pour bien se porter, à mon avis, il faut :

—Pas plus de 3 jours de viande par semaine. La viande sera consommée de préférence au déjeuner, 200 à 250 g.

— Prévoir 2 jours de poisson, 300 à 400 g, un jour d'œufs, et 1 jour de régime végétarien strict, ni viande, ni jambon, ni œuf, ni poisson.

Par exemple :

Lundi	Mardi	Mercredi	Jeudi	Vendredi	Samedi	Dimanche
Végétarien	Viande	Poisson	Viande	Poisson	Œufs	Viande

→ Légumes verts à volonté :
le potager français présente une merveilleuse variété de légumes, verts ou non, profitez-en :

— drainent votre foie : *carottes, radis* ;

— drainent vos reins : *poireaux, pissenlits.*

→ Fromages :
ils vous apportent **le calcium et le phosphore** dont vos os ont besoin pour être bien solides. Le lait n'est pas très intéressant en l'occurrence. Il convient bien aux enfants qui ont des enzymes capables de le digérer, aux personnes âgées, mais, en général, les adultes le digèrent mal.

Il vaut mieux avoir recours aux laits fermentés, yaourts, fromages.

NOTRE CONSEIL
Evitez les fromages trop gras, trop lourds, trop odorants, riches en graisses : choisissez des fromages légers, gruyère et pâtes fermes par exemple, ou fromages sans matières grasses.

→ Fruits :
tous les fruits vous conviennent mais ils sont riches en calories et, si vous vous en gavez, risquent de vous faire grossir. Là encore, utilisez-les en fonction de vos besoins de santé.

— draine votre foie : *citron* ;

— drainent vos reins : *cassis, groseilles, fraises* ;

— drainent vos intestins : *prunes.*

→ Mangez peu salé :
on mange beaucoup de sel. **Notre organisme a besoin d'un gramme de sel** (chlorure de sodium) par jour. L'alimentation habituelle apporte 10 grammes par jour : 10 fois trop. Or, on sait que l'hypertension artérielle dépend de notre consommation de sel. **Plus vous salez, plus vous risquez l'hypertension.**

Éduquez votre goût et apprenez à manger peu salé. Vous retrouverez la saveur primitive des aliments. Usez plutôt d'un peu de poivre, de fines herbes. Nos grand-mères maniaient avec art la ciboulette, l'estragon, la sarriette, le thym, le serpolet. Retrouvez leur saveur et vous digérerez mieux.

Evitez les plats industriels, conserves, surgelés. Ils sont souvent trop salés.

→ Sans les supprimer, soyez très raisonnable avec les farineux et le pain :
Pommes de terre, riz, pâtes font grossir si vous en mangez beaucoup. *Le pain* également. **Mais ne les supprimez pas complètement.**

CHAPITRE 7

CIBLEZ VOTRE MINCEUR

Perdre du poids, globalement, c'est déjà bien. Constater sur la balance qu'on a fondu de 4 ou 5 kilos est fort gratifiant.

Mais attaquer très précisément l'endroit de votre corps où il est trop volumineux est encore mieux et assure votre **capital-beauté.**

En effet, très souvent quand vous maigrissez, vous ne fondez pas de la région désirée. Rien ne se passe autour de votre taille. En revanche, votre poitrine fond de manière désolante. Ou encore, vous fondez de tous côtés sauf de cette culotte de cheval qui gâche votre plaisir d'être en maillot.

Or, grâce à ces petits conseils homéopathiques, vous pouvez cibler votre amincissement par un drainage focalisé.

L'homéopathie végétale vous est particulièrement utile. Vous accompagnerez ce traitement d'un massage local et de quelques mouvements bien précis.

❑ Bourrelets et taille épaisse : PILOSELLA TM

De vilains bourrelets graisseux épaississent votre taille. Vous aspirez à perdre de nombreux centimètres. PILOSELLA TM vous apporte une solution.

Cette teinture végétale, préparée à partir d'une petite plante herbacée, très diurétique, c'est à dire stimulante pour vos reins, attaque avec vigueur la graisse de vos bourrelets. Associée à d'autres remèdes, à un massage local, à quelques exercices de culture physique, vous retrouverez rapidement une taille plus fine.

Quelques conseils, si vous avez la taille épaisse :

• Prendre le matin à jeun, dans un grand verre d'eau,

75 gouttes de PILOSELLA TM 1 flacon 125 ml

• Prendre le soir 1 ampoule buvable :

— un jour TISSU ADIPEUX 4 CH 30 ampoules

— l'autre soir GRAPHITES D 8 30 ampoules

• Masser 5 minutes matin et soir vos bourrelets en les pétrissant vigoureusement avec la crème :

LAMINARIA TM 5 g	1 pot
Excipient non gras transcutané (E.N.G.T) 100 g	

• Allongé à terre, chaque matin, jambes levées, colonne lombaire et bassin bien collés au sol, faites tourner vos jambes :

— 15 fois dans le sens des aiguilles d'une montre,

— 15 fois en sens inverse, en creusant bien le ventre.

❑ **Ventre : TARAXACUM TM**

On maigrit souvent en gardant un petit bedon, une petite brioche bien difficile à éliminer.

C'est signe en général **d'un fonctionnement hépato-intestinal défectueux.** TARAXACUM T.M., en drainant énergiquement vésicule et côlon, vous aidera très efficacement.

Appliquez alors les conseils suivants :

• Prendre le matin à jeun,

75 gouttes TARAXACUM TM 1 flacon 125 ml

• Prendre le soir, 1 ampoule buvable

— 1 jour GRES ROSE D8 30 ampoules

— l'autre jour COLON 4 CH 30 ampoules

• Masser localement matin et soir avec cette crème :

FUCUS TM	5 g	1 pot
E.N.G.T.	qsp 100 g	

• Chaque matin, allongé sur le sol, jambes levées, accomplissez :

— d'abord 20 battements alternés des jambes,

— puis jambes jointes, 20 fois, les faire monter et descendre,

sans jamais les laisser retomber au sol et en collant bien lombes et bassin au sol.

❑ Grosses cuisses, culotte de cheval

Là, nous sommes en pleine attaque de cellulite. Nous savons que la cellulite résulte d'une accumulation de déchets au niveau du tissu conjonctif sous-cutané. **Un foie, des reins trop paresseux aggravent le phénomène.**

— **SOLIDAGO TM**, teinture préparée à partir de cette admirable plante décorative qu'est le solidage verge d'or, s'attaque à cette mauvaise culotte de cheval en stimulant énergiquement foie et reins.

— Sur le plan local, nous compléterons son action par **HEDERA HELIX** (le lierre grimpant), qui facilite la fonte des nodules cellulitiques.

• Prendre le matin à jeun dans un grand verre d'eau,

75 gouttes : SOLIDAGO TM 1 flacon 125 ml

• Prendre le soir, 1 ampoule buvable :

— 1 jour TISSU RETICULO-ENDOTELIAL 4 CH 30 ml

— l'autre jour IODARGYRITE D 8 30 ml

• Masser localement matin et soir, avec une crème :

HEDERA HELIX TM 5 g | 1 pot
E.N.G.T. qsp 100 g |

• Mobilisez votre bassin pour faciliter la circulation du sang au niveau du petit bassin.

Pour cela, allongé sur le sol, jambes légèrement repliées, pieds au contact du sol, inspirez lentement l'air par le nez en creusant le ventre, en plaquant le bas du dos à terre. Puis soufflez l'air toujours par le nez en relâchant la sangle abdominale. 15 fois de suite chaque matin. Allez bien lentement en restant à l'écoute de votre corps.

❏ Jambes lourdes : SORBUS DOMESTICA

Ici, mauvaises veines et accumulation de tissu graisseux sont en cause. Il faut donc à la fois **tonifier votre circulation veineuse et accélérer l'élimination du tissu adipeux.**

— J'utilise pour cela le bourgeon du sorbier (**SORBUS DOMESTICA**), arbre très répandu en Afrique du Nord et qui est doué de propriétés veinotropes. C'est un fortifiant des veines tout à fait remarquable.

— Je lui associe en usage local, une crème contenant de la l'**HAMAMELIS TM**. L'hamamelis en effet, à la propriété de fluidifier le sang tout en tonifiant la paroi veineuse. Il accélère donc votre circulation et en même temps favorise l'élimination des graisses et de la cellulite.

Je prescris alors :

- Prendre le matin, dans un grand verre d'eau,

100 gouttes de SORBUS DOMESTICA Mac. 1 D   1 flacon 125 ml

- Prendre le soir 1 ampoule buvable :

— 1 jour VEINE 4 CH   30 ampoules

— l'autre jour BLENDE D 8

Localement, masser très doucement la jambe en remontant de la cheville vers la cuisse, avec la crème :

HAMAMELIS TM	5 g	1 pot
E.N.G.T.	qsp 100 g	

- Chaque matin, allongé sur le sol, jambes levées, accomplir 20 pédalages d'arrière en avant et 20 d'avant en arrière. Un peu de bicyclette d'appartement serait également excellent.

- Enfin, dormez toujours les pieds légèrement surélevés en glissant sous les pieds du lit un cale d'environ 5 cm de haut.

❏ Lourde poitrine : RUBUS IDÆUS

Bien des femmes sont complexées par une poitrine trop grosse, trop volumineuse, trop lourde.

Il y a souvent des **problèmes hormonaux** sous-jacents. Il est bon de prendre l'avis de votre médecin homéopathe surtout si vos seins deviennent douloureux avant vos règles ou vers le milieu de votre cycle, car vous souffrez alors d'**un syndrome prémenstruel**.

Mais plus simplement, il s'agit de **problèmes de congestion et de rétention d'eau.**

— Le framboisier **RUBUS IDAEUS,** à condition de l'utiliser en jeunes pousses, a une action relaxante sur le tissu de soutien mammaire, facilite sa décongestion et la diminution de son volume.

Nous l'associerons à d'autres anti-inflammatoires biothérapiques.

— Le merveilleux **CALENDULA** — le souci des jardins —, fort utilisé en homéopathie, appliqué localement, complétera cette action décongestionnante et réductrice.

Donc, en cas de seins trop lourds dont vous aimeriez réduire un peu le volume :

- Prendre le matin dans un grand verre d'eau

100 gouttes de RUBUS IDÆUS (jeune pousse) Mac. 1 D 1 flacon

- Prendre le soir, 1 ampoule buvable :

— un jour REIN 4 CH 30 ampoules

— l'autre jour BORNITE D8 30 ampoules

- Massez localement le soir très doucement le dessous des seins avec de la pommade au CALENDULA.

- Enfin, tonifiez votre poitrine par ce simple exercice : debout, mains jointes derrière le dos, faites tourner vos épaules d'avant en arrière 15 fois de suite. Vous sentez travailler les muscles de votre dos, ce qui tonifie les plans musculaires soutenant vos seins, en particulier le grand pectoral.

CHAPITRE 8

VEILLEZ AUX PRISES DE POIDS INDUES

Dans certaines circonstances de la vie, sous l'effet de certains traitements, il peut vous arriver de prendre indûment du poids que, ensuite, vous avez un mal fou à perdre. L'homéopathie vous aidera dans cette pénible conjoncture.

❑ L'arrêt du tabac

Cesser de fumer est une excellente chose.

Le tabac est un véritable poison qui devrait être interdit. On ne le répète jamais assez.

Mais souvent l'arrêt de la cigarette s'accompagne d'une prise de poids désagréable et démotivante.

Certes, quand on arrête la cigarette, on a toujours tendance à compenser un peu.

Le stade oral, cher à Freud, existe bien. Petit vous suciez votre pouce ; adulte, vous voilà la cigarette collée aux lèvres. En la supprimant, vous vous retrouvez frustré et vous compensez en suçant sucreries, bonbons, chewing-gums, en avalant pâtisseries et boissons sucrées.

Mais, même sans grignoter, l'arrêt du tabac suffit à lui seul à déclencher une prise de poids injustifiée.

L'expérience a été faite de surveiller, à l'hôpital, quelques gros fumeurs décidés à s'arrêter, en contrôlant avec précision les calories de leur alimentation.

Les médecins constatèrent alors, sans aucun changement de régime alimentaire, une prise de poids de 2 à 3 kilos en 3 semaines, qui furent spontanément reperdus en 2 ou 3 mois.

Mais, puisqu'il vaut mieux prévenir que guérir, nous vous donnerons un conseil pour vous aider à arrêter de fumer sans prendre de poids :

Pour deux mois :

Prendre dans un grand verre d'eau 50 gouttes de :

— au réveil PILOSELLA TM 1 flacon 125 ml

— au coucher ESCHOLTZIA TM 1 flacon 125 ml

Sucer 5 granules :

- Matinée :

— un jour ARGENTUM NITRICUM 4 CH

— l'autre jour ANACARDIUM 4 CH

- Soirée :

— un jour IGNATIA 5 CH

— l'autre jour GELSEMIUM 5 CH

Ce traitement draine vos reins, calme votre appétit, apaise vos nerfs et vous évite de grignoter. Vous ne mangerez pas plus ; vous ne grossirez pas.

❑ La prise de la pilule

La plupart des pilules contraceptives font grossir, même les mini-dosées, dans des proportions variables car il y a des phénomènes de sensibilité individuelle. 2 kilos est un chiffre fréquemment atteint dès les premiers mois de la contraception orale.

Mais entre une I.V.G. et la pilule, notre choix est fait. Il vaut mieux prendre la pilule que de risquer un avortement. C'est d'autant plus raisonnable que nous avons les moyens de vous empêcher de grossir. Voilà votre traitement type :

- Prendre dans un verre d'eau 50 gouttes :

— au réveil ROSMARINUS B. Mac 1D 1 flacon 125 ml

— au coucher PILOSELLA TM 1 flacon de 125 ml

- Sucer 3 granules :

— matinée NUX VOMICA 4 CH

— soirée NATRUM SULFURICUM 4 CH

- 3 fois par semaine, mettre un suppositoire REIN 4 CH.
- À suivre 20 jours par mois, 3 mois sur 4.

❑ Les traitements hormonaux de la ménopause

Les traitements hormonaux — œstrogènes et progestérone — de la ménopause **favorisent la rétention d'eau**. Vos bouffées de chaleur diminuent mais vous engraissez.

Cet engraissement est habituel pour toute hormonothérapie.

Si vous êtes en période de ménopause, évitez donc ces hormones. L'homéopathie apporte des solutions efficaces et non toxiques à vos bouffées vasomotrices comme à votre ostéoporose.

Mais si vous êtes réellement obligé de suivre ces traitements, vous aurez tout intérêt à joindre ces remèdes homéopathiques là aussi 20 jours par mois, en cures très prolongées.

- Prendre dans un verre d'eau 50 gouttes :

— au réveil : EQUISETUM TM 1 flacon 125 ml

— au coucher : TARAXACUM TM 1 flacon 125 ml

- Sucer 3 granules :

— matinée : BERBERIS 4 CH

— soirée : LACHESIS 4 CH

- Ajouter une ampoule :

— un soir : F.S.H. D20 30 ampoules

— l'autre soir : REIN 4 CH 30 ampoules

❑ Tranquillisants et somnifères

Les Français sont, paraît-il, champions du monde de la consommation. Ce n'est pas ce qu'ils font de mieux.

On sait maintenant combien peut être dangereuse la prise prolongée de ces drogues. Baisse importante de la mémoire, fatigue permanente, diminution des défenses immunitaires et surtout risque de comportements associaux dans un état d'inconscience induit par leur usage, tout cela grève lourdement les quelques effets positifs attendus de leur emploi.

En plus ils font engraisser. En effet, **ils dérèglent l'hypothalamus et le centre de l'appétit**. Ou ils conduisent à la boulimie, ou même en ne mangeant pas trop, nous transformons, sous leur affluence, tous nos aliments en graisse.

NOTRE CONSEIL
Aussi, pour combattre une anxiété latente, des insomnies, ayez donc recours à l'homéopathie. Des remèdes comme GELSEMIUM, IGNATIA, ZINCUM, VALERIANA vous aideront à retrouver un bon équilibre nerveux.

AVERTISSEMENT
Mais si vous êtes déjà sous tranquillisant, n'interrompez pas ce remède brutalement.
Le sevrage doit être progressif. Prenez conseil de votre médecin homéopathe.

En tout cas, voilà un traitement qui, à la fois, stabilisera votre poids et vous permettra, sans doute, de vous passer de toute cette chimiothérapie.

Prendre :

— au réveil : 50 gouttes SOLIDAGO TM 1 flacon 125 ml

— au coucher : 1 ampoule LEPIDOLITE D 8

Sucer 3 granules :

• Matinée :

— un jour NUX VOMICA 4 CH

— l'autre jour IGNATIA 5 CH

• Soirée :

— 1 jour GELSEMIUM 5 CH

— 1 autre jour VALERIANA 4 CH

Tous les 10 jours :

— 1 dose DIAZEPAM 9 CH

Durant 2 mois.

❑ La «gonflette» du matin

Vous vous réveillez le matin boudinée, le visage gonflé. Impossible de retirer votre bague si vous l'aviez oubliée la veille au soir.

Vous voilà victime de la «gonflette» matinale qui atteint bien des femmes, aux alentours de la ménopause, surtout si elles sont de nature rhumatismale.

Le phénomène est provoqué par **une rétention d'eau prédominant dans le tissu cellulaire sous-cutané, au niveau des petites articulations**.

Vous serez améliorée par :

Matin et soir dans un grand verre d'eau 50 gouttes :

SEVE DE BOULEAU 1 D 1 flacon 125 ml

Sucer 3 granules :

- Matinée :

— 1 jour NATRUM SULFURICUM 4 CH

— 1 autre jour RHUS TOXICODENDRON 4 CH

- Soirée :

— 1 jour THUYA 4 CH

— 1 autre soir DULCAMARA 4 CH

1 soir sur 2, prendre 1 ampoule REIN 4 CH

CHAPITRE 9

ATTENTION AUX RÉGIMES PARTICULIERS

QUE PENSER DES RÉGIMES PARTICULIERS ?

Il existe des régimes étonnants proposés pour faire maigrir rapidement. Vous êtes tenté de les essayer.

Il faut d'abord bien vous mettre dans la tête qu'en la matière **il n'existe pas de régime miracle.** Perdre du poids demande toujours un effort persévérant de volonté.

Telle de vos amies vous dit qu'elle a perdu en quelques jours tant de kilos. Elle les a surement repris aussi vite. En plus, elle a mis sa santé en danger.

Pour qu'un amaigrissement soit stable, il faut qu'il soit lent et pondéré.

La raison en est bien simple. En maigrissant trop vite, on fait fondre non seulement le tissu graisseux, mais également le tissu musculaire.

Dès qu'on arrête le régime, la graisse se reconstitue à toute allure. Le muscle est beaucoup plus lent à se reconstituer. Vous voilà avec un corps gras et mou. Il ne faut pas perdre plus de 500 g par semaine, soit 2 kilos par mois.

Qu'en pensez réellement ?

❑ Le jeûne

Se priver de nourriture fait perdre du poids. C'est une lapalissade. Mais il y a un effet de rebond rapide, d'autant plus que, après un jour de diète, on a tendance à manger 2 fois plus.

Mais remarquez que, dans le climat de suralimentation qui est le nôtre, une diète de 24 heures ne vous fera pas de mal et reposera votre système digestif.

Je conseille volontiers une fois par mois un jour complet de jeûne. Cette journée de diète convient bien à ANTIMONIUM CRUDUM, à GRAPHITES, à CALCAREA CARBONICA.

NOTRE CONSEIL
Mais c'est plus dans un but désintoxiquant que je prône cette diète mensuelle.
Ce jour là, buvez 2 litres d'eau en ajoutant par litre 1 cuillerée à café de CYNARA T.M., 1 flacon 125 ml.
Cette teinture d'artichaut draine foie et reins. Elle accentue le côté désintoxiquant de la cure.

❑ Le repas unique quotidien

Très inadapté aux besoins de notre organisme, ce repas unique est en général trop riche. Il engendre une hyperglycémie transitoire qui peut déboucher sur un diabète. Loin du repas, des moments de fatigue profonde impliquent au contraire une hypoglycémie qui déclenche des accès de boulimie. SULFUR le supporte fort mal.

NOTRE CONSEIL
Pour garder la ligne, il vaut mieux faire trois repas fractionnés dans la journée. Mais attention, un seul sera confortable, les deux autres devront être frugaux. La frugalité est la mère de la santé.

❑ Les régimes dissociés :

On ne mange qu'une seule catégorie d'aliments dans la journée.

Ils sont légions : un jour d'ananas, un jour de beefsteak, un de riz. Ils varient au gré de l'imagination de leurs auteurs. Les Américains en sont très friands.

Il s'agit de cures successives d'une semaine. Chaque jour, on ne consomme donc qu'une catégorie d'aliments, le septième étant libre. Il y a ainsi le jour de viande, celui de légumes, le jour de fruits, celui de pâtes. Théoriquement, on réalise l'équilibre nutritionnel sur 6 jours.

AVERTISSEMENT
Mais en fait, ils amènent des carences et fatiguent profondément. Ils font perdre de la graisse, certes, mais également beaucoup de muscle.
L'amaigrissement obtenu n'est pas stable. Dès que vous cessez de les appliquer, vous reprenez les kilos perdus..

❑ L'aliment unique

Là encore, la mode vient des États-Unis. Vous mangez par exemple du riz à l'eau à volonté et à satiété jusqu'à atteindre le poids idéal, autant de temps que nécessaire.

> *AVERTISSEMENT*
> *Là encore, carences multiples, et l'amaigrissement n'est pas stable. Vous sortez de ce régime épuisé, déprimé et vous reprenez aussi vite ce que vous avez perdu.*

❑ Le régime Atkins (sans hydrate de carbone)

Vieille cure déjà démodée. C'est un régime sans glucide où l'on supprime grosso modo sucre, féculents, pain, pâtes, légumes secs, pommes de terre. Sont autorisés à volonté tous les aliments contenant des protéines et des graisses : viandes, œufs, poissons, charcuteries, beurre, et même le foie gras.

> *AVERTISSEMENT*
> *C'est un régime dangereux car il est très déséquilibré. Hyper-gras, il fait monter le cholestérol et se révèle athérosclérogène. Carencé en vitamine C, il fatigue beaucoup.*

❑ Le régime Mayo Clinic

Lui aussi a été très à la mode. Combien en ai-je vu d'exemplaires, tapés à la machine, circulant comme d'interminables «chaînes écrites». La clinique Mayo des U.S.A. en refuse d'ailleurs la paternité. Il promet 7 à 8 kg de moins en 15 jours.

> *AVERTISSEMENT*
> *Ce régime très directif, dont on ne doit pas s'écarter d'un iota, est bourré d'erreurs nutritionnelles. Tous les diététiciens le déconseillent. Hypocalorique, il est carencé en calcium et trop riche en cholestérol.*

❑ La diète protéique

Pendant trois semaines, on ne vous nourrit que de sachets protéiniques, 60 g par jour (200 calories). Le tout est arrosé de 2,5 l d'eau et d'un cocktail de calcium, potassium, vitamines.

> *AVERTISSEMENT*
> *C'est là une méthode thérapeutique qui ne peut être appliquée qu'en milieu hospitalier sous strict contrôle médical, après bilan de santé complet.*

La cure s'adresse à des obèses et non à vous qui n'avez que quelques kilos à perdre.

❏ Le régime macrobiotique

C'est une alimentation constituée de riz complet non poli, de céréales (environ 50 %), de légumes, de légumineuses, d'huile, de sel, d'algues, avec très peu de fruits, une à deux fois par semaine du poisson.

AVERTISSEMENT
Il y a restriction hydrique qui en elle-même est dangereuse, d'autant plus qu'elle s'accompagne d'une alimentation hypersalée. La carence en protéines animales entraîne un amaigrissement très net et une anémie nutritionnelle. La surcharge en glucides provenant des céréales et les légumineuses amène un risque de diabète et de fréquentes dermatoses. La carence en fruits engendre des hypovitaminoses.

Enfin les tuberculiniques, les NATRUM MURIATICUM sont incontestablement et rapidement aggravés par le régime, qui paraît totalement inadapté à notre monde occidental.

❏ Le régime «Weight Watchers»

Les règles diététiques posées par le groupe des Weight Watchers me paraissent raisonnables. Le régime est restrictif au point de vue calories, mais il est équilibré et permet de maigrir sans grande sensation de faim. Mais ce qui est important, c'est la psychothérapie de groupe qui sous-tend l'ensemble. On récompense le «bon élève» qui maigrit. On montre du doigt le mauvais qui grossit. Cela paraît quelquefois un peu infantile et ne plaît pas à tout le monde. PULSATILLA, SEPIA s'adapteront bien. NUX, LACHESIS enverront tout promener.

MÉFIEZ-VOUS DE CERTAINS MÉDICAMENTS

Certains médicaments, qui peuvent être précieux dans des indications médicales précises, deviennent dangereux quand vous les prenez de votre propre initiative pour maigrir. Ceci contraste avec l'homéopathie qui n'est jamais dangereuse.

❏ Les freinateurs d'appétit, pompeusement baptisés «anorexigènes»

Tous ces anorexigènes ont une action très modeste sur l'appétit. En revanche, ils stimulent de façon excessive le fonctionnement du cortex cérébral. Au début, on a l'impression d'avoir les idées plus claires qu'à l'accoutumée. Vous n'éprouvez plus le besoin de dormir. Vous avez l'impression de pouvoir escalader les montagnes. Hélas, cela ne dure pas. Rapidement, il faut augmenter les doses. Vous voilà drogué. Vous souffrez d'insomnie. Votre système neuro-végétatif se dérègle. Palpitations, sueurs, angoisses et dépression sont votre triste lot. Les amphétamines étaient autrefois utilisées en ce sens. Elles sont, Dieu merci, pour la plupart retirées de la circulation et en tout cas ne peuvent être délivrées que sur prescription médicale.

❑ Les extraits thyroïdiens

Ils ont fait des ravages entre les mains de certains médecins «amaigrisseurs» qui avaient le toupet de se prétendre homéopathes. Ces extraits thyroïdiens sont excellents lorsque, sur prescription médicale, ils sont destinés à combattre une insuffisance de la glande thyroïde. Mais leur emploi pour maigrir est horriblement dangereux. Ils mettent le cœur en péril en aggravant une insuffisance cardiaque latente. Ils font surtout fondre les muscles.

Enfin, ils peuvent déclencher une «thyroïtoxicose», c'est-à-dire un empoisonnement de votre organisme avec amaigrissement brutal, tremblements et défaillance cardiaque.

❑ Les diurétiques chimiques

Ils ont une action trop brutale sur votre rein en vous faisant éliminer beaucoup sous forme d'urine. Vous avez ainsi l'impression de maigrir car vous pesez moins. Vous vous êtes déshydraté. Mais dès que vous arrêtez d'en prendre, il y a effet de rebond. Votre organisme fixe encore plus d'eau qu'il n'en a perdu. De plus, leur emploi, sans prescription médicale, entraîne des pertes de potassium perturbant le fonctionnement de cœur. Il n'en est évidemment pas de même des teintures mères homéopathiques visant à drainer et à stimuler vos reins.

❑ Les laxatifs

Certains laxatifs sont préconisés dans les cures amaigrissantes. Il s'agit en général de produits irritants pour la muqueuse du côlon et c'est d'ailleurs ainsi qu'ils agissent. Ils sont en général à base de bourdaine, nerprun, séné, rhubarbe. À la longue, ils finissent par vous bloquer complètement et vous vous retrouvez plus constipé qu'avant, avec de vives douleurs abdominales.

NOTRE CONSEIL
Si votre intestin est paresseux, prenez quelques cuillères de graines de psyllium ou un mucilage émollient. Ajoutez 4 granules:
— Matin : HYDRASTIS 4 CH
— Soir : ALUMINA 4 CH.

LA CHIRURGIE PEUT-ELLE ÊTRE UTILE ?

Elle n'est à réserver qu'à des cas bien précis et ses indications ne doivent être pesées qu'après mûres reflexions.

→ La chirurgie esthétique,
interviendra lorsqu'il existe des reliquats graisseux irréductibles au régime. Il ne faut surtout pas se lancer dans de grands travaux «aratoires» de dégraissage. Les cicatrices peuvent être plus laides que la graisse.

→ La chirurgie digestive,
diminuant la résorption alimentaire par anastomose estomac-côlon et ablation d'une partie de l'intestin, a été proposée pour de graves obésités.

Ses dangers l'ont pratiquement fait abandonner.

CHAPITRE 10

VOTRE ALIMENTATION IDÉALE

Un régime idéal parfait n'existe sans doute pas. **Un régime idéal est celui qui vous permet de garder le bon poids, d'être en forme, de rester parfaitement compétitif.** Votre alimentation doit vous apporter santé et beauté.

Mais on peut s'en approcher. Chacun doit élaborer lui-même son propre régime en tenant compte de sa personnalité homéopathique, de ses goûts personnels, de ses désirs, de ses aversions, de ses intolérances, de ses habitudes.

Il existe un certain nombre de principes qui doivent être respectés, pour garder le bon poids.

Tout d'abord, nous mangeons tous beaucoup trop et mal, même si notre gastronomie fait l'envie du monde entier.

Nous tombons d'ailleurs dans un culte de la «grande bouffe», qui finit par être grotesque. En témoigne l'encens répandu sur certains cuisiniers, certains restaurants, certains mets, certains vins.

— Le petit-déjeuner à la française par exemple avec café au lait, sucre et pain beurré est beaucoup trop lourd, trop sucré, trop farineux, indigeste et flatulent du fait du café au lait.

— Un déjeuner avec hors-d'oeuvre, souvent de la charcuterie, viande, légumes ou pâtes, fromage, dessert et un dîner sur le même modèle surchargent l'appareil digestif, intoxiquent l'organisme et sont générateurs de psore par leur trop grande richesse calorique. Pour peu qu'on y ajoute un «quatre-heures», thé ou soda et petite pâtisserie, on s'enfonce en plein gavage.

— Quant aux enfants, l'affection maternelle se concrétise en bonbons et gâteaux largement prodigués. Une alimentation trop sucrée, là encore, est source de psore. Bien des rhinopharyngites à répétition n'ont pas d'autre cause et il suffit de modifier le régime du bambin en diminuant le sucré pour assister à une amélioration spectaculaire de la santé.

— Je pose donc au départ, un certain nombre de règles alimentaires, basées à la fois sur des connaissances homéopathiques, diététiques et sur un certain bon sens.

— Pour être clair, nous mangeons beaucoup trop de protéines animales sous forme de viande, beaucoup trop de graisses animales, trop de sucre et pas assez de légumes verts et de fruits. Cet excès de protéines animales est dangereux pour la santé.

AVERTISSEMENT
Les enfants mangent beaucoup trop de sucreries, source de rhinopharyngites à répétition.
Sans supprimer le sucre à ces «chers petits», limitez-en la consommation.
Pas de bonbons, ni boissons sucrées du commerce.

C'est pourquoi, je répartis ainsi mes menus de la semaine :

— 3 jours avec poisson,

— 2 jours avec viande,

— 1 jour avec œuf,

— 1 jour végétarien strict.

Ne pas dépasser 200 g de viande ou 300 g de poisson dans la journée. Le jour d'œuf : pas plus de deux œufs.

— **L'alcool est un ennemi** dont les médecins ne souligneront jamais assez la nocivité. Consommé en trop grande quantité, il entraîne des dégâts considérables dans notre organisme et, comme il est bourré de calories, il fait prendre un poids difficile à perdre. 1/2 litre de vin apporte par exemple 500 calories.

A la longue, l'alcool attaque le tube digestif. Il est facteur de cancer de l'œsophage et du tube digestif. Il lèse vos cellules nerveuses, abimant vos réflexes, diminuant votre mémoire.

Il finit par inhiber vos capacités sexuelles. Enfin, intoxiquant le foie, il déclenche une cirrhose qui, à un certain stade, devient irréversible et mortelle.

Les femmes sont deux fois plus sensibles que l'homme à l'action toxique de l'alcool. En aucun cas, il ne faut dépasser un demi-litre de vin par jour pour l'homme, un quart pour la femme.

Certes, on a montré qu'un peu de vin favorisait la formation d'un bon cholestérol (le H.D.L) contre l'athérosclérose.

Mais cette action protectrice s'exerce pour un verre de vin par jour pris au cours d'un repas.

Et pour rester jeune, svelte en bonne santé, ne dépassez pas cette dose en choisissant évidemment un vin d'excellente qualité.

❑ La répartition des repas

Vous devez faire trois repas par jour. Sauter un repas ne sert pas à grand chose.

La viande, le poisson, les œufs ne doivent être prévus qu'à un seul repas dans la journée.

> NOTRE CONSEIL
> Si vous avez encore faim en sortant de table, ce qui est sain mais pénible, prenez 4 granules d'ANACARDIUM 7 CH. Cela vous aidera à dominer ce diable d'appétit.

Si votre repas le plus important, le plus agréable est à midi, ce sera pour le déjeuner. C'est préférable.

Sinon ce sera le soir, au dîner en famille.

• Le repas le plus important, déjeuner ou dîner, comportera :

— Un hors d'œuvre : salades de crudités à volonté assaissonnées de vinaigre de vin et d'un peu d'huile d'olive première pression à froid. Par litre d'huile, j'ajoute toujours une cuillerée à dessert d'huile de germe de blé qui apporte la vitamine E, nécessaire à la jeunesse endocrinienne. Ne mettez pas trop d'huile car elle fait grossir.

— Un plat de viande ou de poisson ou deux œufs. La viande sera choisie maigre : bœuf, veau et surtout volaille «fermière». J'exclus le mouton et le porc, les abats et triperies trop gras, trop riches en cholestérol. Ces viandes seront consommées grillées, sans matière grasse.

Mes poissons «minceur» préférés sont la sole, le bar, le colin, la raie. La truite convient bien aux convalescents. Préparez-les pochés avec un filet de citron.

Quant aux œufs, ils doivent être le plus frais possible, en fuyant l'œuf industriel. Comme tout le monde ne peut avoir de poulailler à domicile, achetez-les si possible en maison de régime, en vérifiant bien les dates de ponte.

— L'accompagnement de la viande ou du poisson sera de préférence un légume vert, en utilisant les produits de saison. Certaines conserves, certains surgelés sont d'excellente qualité. Mais les primeurs chers et raffinés sont souvent forcés et récoltés dans des conditions qui nous éloignent de la nature.

Les légumes seront consommés cuits chauds ou crus en salade. La cuisson à la vapeur est la meilleure à mon sens. Elle conserve la saveur et les vitamines.

Vous pouvez évidemment en hiver, manger des pommes de terre, des pâtes, du riz complet gris ou brun, des pâtes à la farine de blé complet, mais en très petites quantités, et pas à plus d'un repas par jour. Évitez les chips industriels : ils sont bourrés de graisses et hyper-caloriques.

— Le dessert sera composé soit d'un fruit de saison, soit d'un entremet légèrement sucré, soit d'une pâtisserie maison. Attention aux bananes qui donnent des gaz. Avec l'orange, souvenez-vous du proverbe arabe : «Une orange le matin, c'est de l'or ; à midi, de l'argent ; le soir, du plomb». Les fruits secs très sucrés font engraisser : à fuir.

Mais si vous êtes constipé, terminez votre dîner par trois figues ou trois pruneaux. Ils débloqueront votre intestin.

En tout cas, retenez bien une chose. Aux repas où vous prenez viande ou poisson, vous ne devez ajouter ni fromage, ni yaourt.

Voilà donc pour le repas principal qui sera arrosé abondamment d'eau prise une demi-heure avant ou une demi-heure après le repas et d'un petit verre de bon vin, pas trop lourd, pris au milieu du repas.

• Le repas léger, de préférence le dîner, sera composé :

— Soit d'un potage de légumes variés, clair et léger, soit d'un plat de légumes ou une salade assaisonnée à l'huile d'olive et au vinaigre de cidre.

— D'une portion de fromage, 50 g, de préférence pâte ferme, tels que gruyère, port-salut. Le brie est intéressant car c'est une merveilleuse source de calcium. Vous pouvez aussi prendre 2 yaourts nature.

— D'un fruit de saison.

Là aussi, de l'eau.

Si vous déjeunez sur votre lieu de travail, le repas de midi sera évidemment — pour des raisons faciles à comprendre — le repas le plus léger.

Évitez de descendre à la cantine. Contentez-vous de manger un ou deux yaourts maigres, un ou deux fruits et une fine tranche de pain complet. Consacrer le temps ainsi économisé à marcher d'un bon pas dans le quartier. De l'exercice physique fait le plus grand bien.

• **Le petit déjeuner soulève de multiples discussions.**

Tous les diététiciens affirment actuellement que, pour rompre le jeûne des 10-12 heures nocturnes et partir du bon pied, il faut «petit-déjeûner» copieusement et «protéiniquement».

Je suis plus réservé en la matière. Certes, un travailleur de force, un cultivateur, qui se lève tôt et doit accomplir une tâche rude et dure, doit avoir une alimentation tonique de départ. Sans inconvénient, il peut ajouter 100 g de viande froide ou deux œufs ou 100 g de fromage à notre menu standard. Mais lui, en général, n'a pas de problèmes de ligne.

Mais quand je vois la vie que mènent mes semblables en milieu citadin, je reste plus sceptique. Certes, ils travaillent beaucoup, mais cérébralement. L'exercice physique est réduit au minimum.

C'est pourquoi, je recommande comme petit déjeuner : une orange pressée, un ou deux yaourts maigres, selon l'appétit (mais ne pas dépasser deux yaourts par jour); une tranche de pain complet de 150 g au total, tartinée d'un peu de beurre et de miel. Une bonne tasse d'un café ou d'un thé léger, largement «noyé» ou mieux d'une infusion de thym. Le thym a un effet tonique, stimulant, sans avoir les inconvénients du café ou du thé. Essayez de le prendre sans sucre, il stimule vos reins.

Ne prendre ni chocolat, ni lait nature ou en poudre, écrémé ou non. Le lait, précieux pour les enfants, est parfaitement indigeste pour les adultes et génère colites et gaz.

❑ Des recommandations générales

Bien mastiquer tous les aliments, au moins dix fois chaque bouchée. On digère mieux, on assimile mieux et l'on tire un meilleur profit de l'aliment absorbé, sans prendre plus de calories.

Sucrer peu, pas plus de deux morceaux de sucre roux par jour. Éviter les édulcorants synthétiques. Apprendre à vivre sans autre saveur sucrée que celle apportée par les bons fruits mûrs.

NOTRE CONSEIL
Pour supprimer plus facilement le sucre, prenez chaque jour, 20 jours par mois :
1 ampoule BETAFITE D8.
Ce remède homéopathique, en agissant sur votre pancréas, vous aidera à mieux dominer votre désir d'aliments sucrés.

Ne pas supprimer le sel, mais **saler très peu**. Vous tonifiez ainsi artères et reins, combattez l'hypertension et freinez l'appétit. Fuir les aliments trop salés. Les autres vous apportent déjà suffisamment de sodium pour qu'ils n'aient guère besoin d'être salés. Nous n'avons besoin que d'un g de chlorure de sodium par jour et nous en consommons en France 10 g soit 9 fois trop, du fait de notre appétence pour la saveur salée.

Boire beaucoup, de l'eau évidemment, 1 litre et demi par jour, en choisissant une eau légère et peu saline. Vérifier la composition sur l'étiquette. Un ou deux verres de bon vin par jour conviennent. Éviter les sodas et les limonades. Ils sont bien trop sucrés. Quant aux apéritifs, alcools, whisky, digestifs, les fuir.

Le régime idéal n'existe peut être pas, mais le médecin homéopathe peut indiquer à son patient le régime le mieux adapté à son état.

Il ne peut y avoir de régime standard, il n'y a que des régimes individualisés.

TABLE DES MATIÈRES

Impression réalisée sur CAMERON par

BRODARD & TAUPIN

GROUPE CPI

La Flèche

pour le compte des Éditions Hachette
en février 2001

Imprimé en France
Dépôt légal : 9212, février 2001
N° d'impression : 6096
ISBN : 2-01-236589-2
23-40-6589-01/8